耳内镜手术新进展

Innovations in Endoscopic Ear Surgery

主　　编　[日] Seiji Kakehata

Tsukasa Ito

Daisuke Yamauchi

主　　译　任晓勇

副 主 译　李　阳

审　　校　张晓彤

译　　者　（按姓氏笔画排序）

马伟军　王正辉　王军利　成　颖

任晓勇　刘海琴　孙　斌　李　阳

吴宝俊　张　滟　张晓彤　罗花南

胡　娟　侯　瑾　祝　康　高　滢

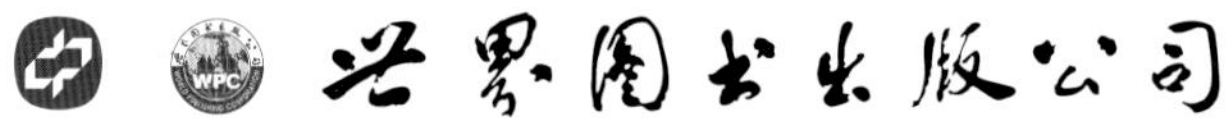

西安　北京　广州　上海

图书在版编目（CIP）数据

耳内镜手术新进展 /（日）欠畑诚治（Seiji Kakehata），（日）伊藤司（Tsukasa Ito），（日）山内大辅（Daisuke Yamauchi）主编；任晓勇主译．—西安：世界图书出版西安有限公司，2022.1

书名原文：Innovations in Endoscopic Ear Surgery

ISBN 978-7-5192-8922-5

Ⅰ．①耳…　Ⅱ．①欠…　②伊…　③山…　④任…　Ⅲ．①内窥镜检－应用－耳病－耳鼻喉外科手术－研究　Ⅳ．①R764.9

中国版本图书馆 CIP 数据核字（2021）第 247097 号

书　　名	**耳内镜手术新进展** ERNEIJING SHOUSHU XINJINZHAN
主　　编	［日］Seiji Kakehata，Tsukasa Ito，Daisuke Yamauchi
主　　译	任晓勇
责任编辑	杨　菲
装帧设计	绝色设计
出版发行	**世界图书出版西安有限公司**
地　　址	西安市锦业路 1 号都市之门 C 座
邮　　编	710065
电　　话	029-87214941　029-87233647（市场营销部） 029-87234767（总编室）
网　　址	http://www.wpcxa.com
邮　　箱	xast@wpcxa.com
经　　销	新华书店
印　　刷	陕西金和印务有限公司
开　　本	787mm × 1092mm　1/16
印　　张	8
字　　数	150 千字
版次印次	2022 年 1 月第 1 版　2022 年 1 月第 1 次印刷
版权登记	25-2021-247
国际书号	ISBN 978-7-5192-8922-5
定　　价	118.00 元

医学投稿　xastyx@163.com ‖ 029-87279745　029-87279675

…如有印装错误，请寄回本公司更换…

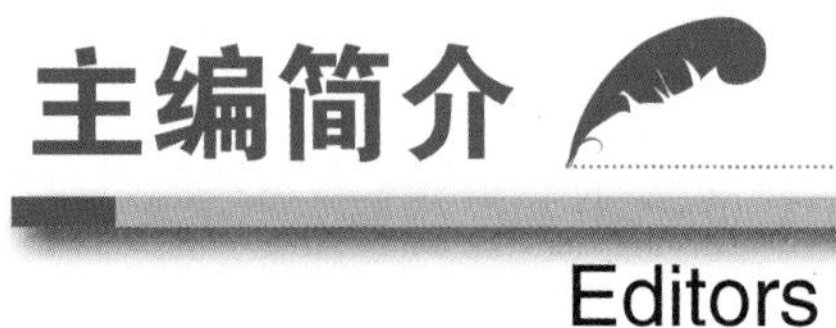

主编简介

Editors

Seiji Kakehata
Department of Otolaryngology
Head and Neck Surgery
Faculty of Medicine
Yamagata University
Yamagata
Japan

Tsukasa Ito
Department of Otolaryngology
Head and Neck Surgery
Faculty of Medicine
Yamagata University
Yamagata
Japan

Daisuke Yamauchi
Department of Otolaryngology
Head and Neck Surgery
Tohoku University Graduate School of Medicine
Sendai
Japan

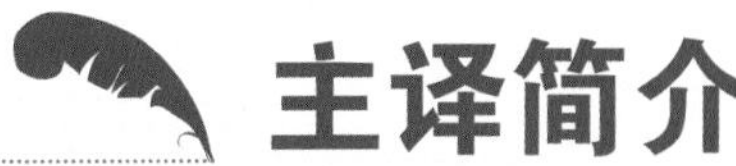

主译简介

Main Translator

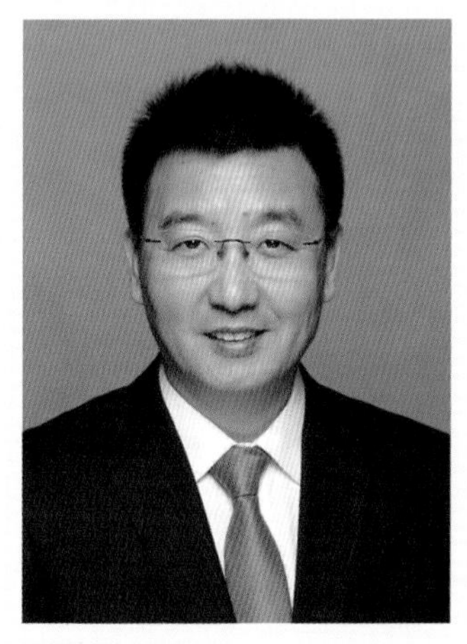

任晓勇，主任医师，教授，博士生导师，西安交通大学第二附属医院耳鼻咽喉头颈外科主任。擅长头颈肿瘤、睡眠呼吸障碍（儿童及成人）以及嗓音疾病的外科综合治疗。主要研究领域：头颈肿瘤及咽喉嗓音疾病的临床和基础研究。

任中华医学会耳鼻咽喉头颈外科分会委员，嗓音学组委员；中国医师协会耳鼻咽喉头颈外科分会委员，头颈肿瘤学组委员；中国医师协会睡眠专业委员会委员，耳鼻咽喉头颈外科学组副组长；中国睡眠研究会理事；陕西省抗癌协会头颈肿瘤专业委员会主任委员；陕西省医师协会睡眠专业委员会主任委员；国家自然科学基金同行评审专家；全国防聋治聋技术组成员，陕西省防聋治聋技术组组长。

任国家住院医师规范化培训耳鼻咽喉头颈外科学教材编委，参编《耳鼻咽喉头颈外科规范化培训教材》，主译《头颈肿瘤外科手术技巧》，参编《中耳炎理论与临床创新研究》。发表文章 100 余篇。主持国家及省部级课题 7 项，开展西安交通大学开放实验室课程 1 项、线下课程项目 1 项，耳鼻咽喉头颈外科学课程获西安交通大学“名课程”建设立项。

译者名单

Translators

主　　译

任晓勇　西安交通大学第二附属医院

副 主 译

李　阳　西安交通大学第二附属医院

审　　校

张晓彤　西安交通大学第二附属医院

译　　者（按姓氏笔画排序）

马伟军　西安交通大学第二附属医院
王正辉　西安交通大学第二附属医院
王军利　西安交通大学第二附属医院
成　颖　西安交通大学第二附属医院
任晓勇　西安交通大学第二附属医院
刘海琴　西安交通大学第二附属医院
孙　斌　西安交通大学第二附属医院
李　阳　西安交通大学第二附属医院
吴宝俊　西安交通大学第二附属医院
张　滟　西安交通大学第二附属医院
张晓彤　西安交通大学第二附属医院
罗花南　西安交通大学第二附属医院
胡　娟　西安交通大学第二附属医院
侯　瑾　西安交通大学第二附属医院
祝　康　西安交通大学第二附属医院
高　滢　西安交通大学第二附属医院

译者序

Preface

自 20 世纪 90 年代以来，耳内镜被逐渐应用于耳科手术并形成完整的耳内镜耳外科体系。这种利用外耳道等人体自然腔道开展的手术，具有术野清晰、可抵近观察、操作灵活以及安全、微创等优点，受到越来越多的耳外科医生的青睐。

近年来，随着内镜技术和设备的革新，耳内镜手术取得了快速的发展，成为耳外科学的新热点。目前，耳内镜的手术由仅能处理外耳道病变，发展到可以处理中耳、内耳，甚至侧颅底的病变，虽然其中的耳显微外科基本理念并未发生改变，但耳内镜的应用加深并拓展了耳科医生对中耳解剖、生理功能的认识以及对耳显微外科手术的理解，使得一些耳科疾病的处理方式已经发生了很大的变化，一些新的手术技巧和手术理念不断涌现。

欠畑诚治教授是日本耳内镜外科的领军者，也是久负盛名的国际耳内镜手术先行者和推广者之一。《耳内镜手术新进展》是他对日本耳内镜外科领域新技术和新理念的总结，详细介绍了最新的耳内镜术前影像学诊断，耳内镜中耳黏膜及鼓膜再生的处理方法，使用电钻和超声骨刀的耳内镜手术技术、水下耳内镜技术，以及耳内镜下开放乳突和耳内镜下处理粘连性中耳炎等耳内镜外科新技术，具有很强的实用性。

本书介绍的技术新颖实用，涉及的知识面广泛，国内尚无介绍此类耳内镜创新技术的著作，因此，我们衷心希望更多的国内同道及时分享这些新技术与新理念。本书的译者都是一线耳鼻咽喉头颈外科医生，我们在繁忙的临床工作之余，查找资料，规范术语，在极短的时间内完成了翻译、审校工作，错误疏漏在所难免，欢迎广大读者指正！

任晓勇

2021 年 12 月 5 日

原　序

Preface

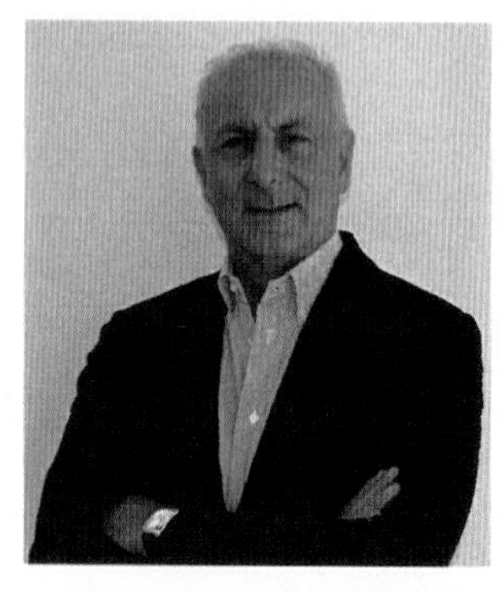

《耳内镜手术新进展》为我们提供了从日本外科医生角度观察耳内镜外科这一新兴领域的重要视角。我们意大利外科医生非常熟悉日本外科医生所做的工作，并有幸能够与许多日本外科医生一起合作。不仅在日本，而且在国际上，Seiji Kakehata 教授一直是耳内镜外科领域的领导者。我很高兴看到越来越多的日本外科医生正在追随他的脚步，努力以一种令人激动的，更重要的是对患者有益的方式，来推进该领域向前发展。

本书的出版恰逢其时，她值得每一位对耳内镜手术感兴趣的人去阅读，尤其是在耳内镜外科正从耳显微镜手术的辅助者起步且有望取代传统耳外科手术的地位之时。期待有一天，《耳内镜手术新进展》一书的新版本将以《耳外科新进展》命名，因为未来耳内镜手术将会成为耳外科手术的同义词。

我期待学习并采用《耳内镜手术新进展》中所介绍的新技术，并希望所有耳外科医生加入日益壮大的耳内镜外科医生群体。

Livio Presutti，M.D.
意大利摩德纳大学医院耳鼻喉科教授兼主任

2019 年 6 月

前言

Foreword

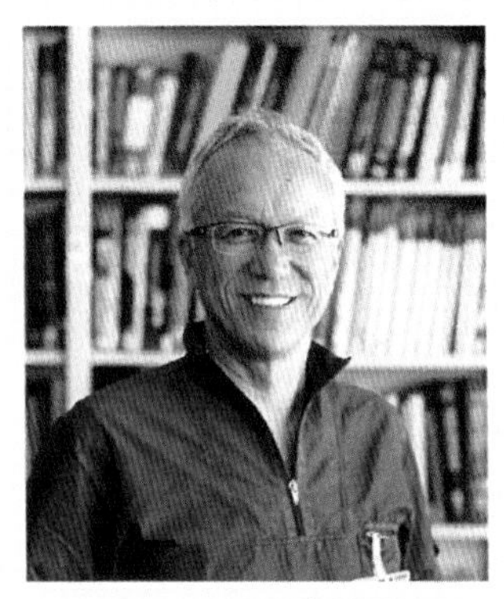

对耳科医生而言，获得耳内部结构的清晰图像一直是一项挑战。通过显微镜窥视外耳道是可行的，但是因为显微镜的直线视角，而外耳道本身呈弯曲状，显微镜下所要到达的部位往往被外耳道遮蔽。因此，传统的耳显微手术不得不移除部分解剖结构以便于观察。虽然其他外科领域很早就将使用内镜纳入标准惯例，但狭小的外耳道却成为内镜在耳科领域应用的障碍。虽然耳科医生在 20 世纪 80 年代即开始通过内镜和模拟摄像机来更好地了解耳内部情况，但真正的耳内镜外科始于 20 世纪 90 年代末。

随着高清数字图像技术的引入，耳内镜手术在 21 世纪的第一个十年末开始流行起来。耳外科医生现在可以在不降低图像质量的情况下，将耳内微米级解剖结构投影到大型显示器上。随着耳内镜领域的迅速成熟及不断创新，其将耳内镜外科，尤其是经外耳道耳内镜手术（TEES）带入到一个前所未有的新领域。

《耳内镜手术新进展》向读者介绍了日本耳内镜外科在该领域的最新贡献。我们日本医生对自己作为耳内镜外科的先行者和推动者深感自豪，且衷心感谢有机会向大家介绍我们已经开始探索的新技术。本书涵盖的内容包括了电动仪器与 TEES 的结合（也就是所谓的“动力 TEES”，使得我们可以更深入耳内），动力 TEES 的安全性，水下 TEES，旨在促进各种耳部疾病诊断与治疗的先进成像技术与耳内镜外科相融合，以及将尖端的再生医学技术与 TEES 相结合，以最小的损伤获得最佳效果。

也许你仅关注了耳内镜外科发展还没有开始尝试，也许你已经接受了挑战，也许你已经是耳内镜外科的行家，无论何种情况，我都希望你能加入我们的旅程！欢迎所有人来到耳内镜外科的世界！

Seiji Kakehata

日本山形县

郑重声明

由于医学是不断更新并拓展的领域，因此相关实践操作、治疗方法及药物都有可能会改变，希望读者可审查书中提及的器械制造商所提供的信息资料及相关手术的适应证和禁忌证。作者、编辑、出版者或经销商不对书中的错误或疏漏以及应用其中信息产生的任何后果负责，关于出版物的内容不作任何明确或暗示的保证。作者、编辑、出版者和经销商不就由本出版物所造成的人身或财产损害承担任何责任。

目　录

Contents

第 11 章　耳内镜下鼓膜再生医学

第 12 章　内镜的三维位移

第 13 章　内镜治疗粘连性中耳炎

耳内镜手术的发展历程

第1章

Seiji Kakehata

1.1 内镜在耳科的应用简史

尽管早在1806年[1]，内镜就已经被一位具有意大利和德国血统的医生Philipp Bozzini发明，但直到150多年后才被耳外科医生作为手术工具来使用。虽然内镜一直是其他外科领域的标准工具，但其在耳外科领域的应用相对滞后。实际上耳的内部空间和结构狭小复杂，即使采用显微镜也很难暴露和到达。内镜之所以较晚被用于耳外科手术是因为耳部精细而微小的解剖结构，这些解剖结构常常紧密连接，藏匿于隐窝和死角之中。即使在今天，耳科医生在使用显微镜手术时，也常常需要盲视操作。直到20世纪末，通过内镜的使用，许多耳内结构才在手术中被发现。

内镜最初被作为一种诊断和摄影工具用于耳科领域。Nomura等人[2]在1982年报道了他们使用针式耳内镜拍摄鼓膜以及这一技术带来的挑战。这些挑战包括摄像系统本身的尺寸，照片大小和质量的限制，以及需要把胶卷送去冲洗等。这些都是前数码时代摄影的重要组成部分。随后，Thomassin[3]报道了内镜作为耳显微外科手术辅助工具开始用于临床，医生可以使用零角度和有角度的镜头来观察隐窝内的各个角落。它在胆脂瘤手术中尤显优势，医生

S. Kakehata (✉)
Department of Otolaryngology, Head and Neck Surgery, Faculty of Medicine, Yamagata University, Yamagata, Japan
e-mail: kakehata@med.id.yamagata-u.ac.jp

S. Kakehata et al. (eds.), *Innovations in Endoscopic Ear Surgery*,
https://doi.org/10.1007/978-981-13-7932-1_1

可以通过内镜直视观察以确保不会有胆脂瘤残留。

1.2 内镜在耳外科手术中的单独使用

最引人注目的突破来自 Muaaz Tarabichi 医生，他报道了仅使用内镜就成功完成了耳科手术。他在 1997 年和 1999 年各发表了一篇论文[4,5]描述了经外耳道耳内镜手术（TEES）切除局限性胆脂瘤的方法。

1.3 高清成像将内镜带入新高度

如上所述，从 20 世纪 90 年代单独使用内镜完成耳外科手术以来，从标准清晰度（SD）到高清晰度（HD）成像的转变使得耳的内部解剖图像如水晶般清晰。这种高清图像在一定程度上减轻了人们对内镜下耳外科手术的顾虑，尤其是对于 2D 图像的担忧。伴随着这项技术的进步，人们对耳内镜外科技术的兴趣也在不断扩大。2008 年，国际耳内镜外科协作组（IWGEES）成立，更加激发了人们对这一技术的关注。IWGEES 成员在发展和推广 TEES 方面发挥了重要作用。自 2010 年以来，在世界各地开展耳内镜外科的医生数量实现了真正的飞跃。

1.4 踏上学习 TEES 之旅

我们希望这本书将激起耳外科医生的兴趣，并促使许多读者行动起来，将 TEES 纳入他们自己的外科实践计划。然而与学习大多数新事物一样，TEES 初学者有责任收集必要的信息，学习合适的资料，观察专家的操作，并通过认真和勤奋的练习获得所需的技能。本节将简要介绍与耳内镜手术相关的问题，为个人学习推荐资料，并对参与日益增多的耳内镜外科医生社团提供途径。

1.4.1 陡峭的学习曲线

还没开始学习 TEES 的外科医生们常听到一个说法就是该技术有一个陡峭的学习曲线。虽然在早期的耳内镜外科手术学习中确实如此，但随着时代发展，对于初学者和还没有 TEES 经验的耳外科医生来说，这种学习障碍已经减小了很多。TEES 的特点是需要在二维视图中进行单手操作，有鼻内镜鼻窦手术（ESS）经验的医生具备良好的入门条件，但需要更加深入地学习耳内部解剖结构。这样的学习必须在尸体和（或）3D 打印模型上严格训练，同时观摩经验丰富的 TEES 外科医生的手术并且聆听他们的指导。事实上，由于手术医生和任何观摩者都可以同时看到手术进行时的相同视图，TEES 的学习变得更容易，同时也极大地方便了 TEES 教学。

因此，理论和实践相结合、循序渐进的 TEES 学习方法，可以确保任何一名合格的耳外科医生成长为一名合格的 TEES 外科医生。

1.4.2　仰视手术

显微镜手术和耳内镜手术之间明显的区别之一是外科医生所采取的姿势不同。一些外科医生可能会发现，在开始的时候，抬头看显示器而不是低头看显微镜，感觉有些不适应，这需要一些时间来习惯。其实，耳内镜手术的抬头姿势比显微镜手术的姿势更符合人体工程学，显微镜手术需要更僵硬的姿势，而这种姿势在漫长的手术过程中很难维持[6,7]。此外，随着外视镜的引入，显微镜手术也开始向仰视手术的方向发展。

1.4.3　文献资料

对 TEES 感兴趣的外科医生已经可以获得广泛的学习资源。笔者推荐由 Livio Presutti 和 Daniele Marchioni[8] 主编的《耳内镜外科学：原理、指征和技术》和 Seiji Kakehata[9] 主编的《TEES 手术图谱》。Ryan 等人写了一篇很好的关于如何入门的文章，提供了循序渐进地学习 TEES 的详尽指南[10]。笔者还建议读者查阅每一节列出的参考资料。

1.4.4　面对面的资源建立

除了文献中的资源，建议任何致力于 TEES 的外科医生都多利用机会与日益增多的 TEES 外科医生组成的社团交流会面。这些团体致力于推广耳内镜手术，并热情欢迎新人加入。

1.4.4.1　国际耳内镜外科协作组（IWGEES）

如前所述，国际耳内镜外科协作组（IWGEES）成立于 2008 年，其目标是协同显微镜技术一起发展和促进耳内镜外科技术。IWGEES 常年致力于促进有关耳内镜外科最新进展的讨论，其主页（https://iwgees.org/）是寻找和收集耳内镜外科信息的好地方。笔者也鼓励所有耳外科医生成为 IWGEES 的一员。

1.4.4.2　世界耳内镜外科大会

第一届世界耳内镜外科大会于 2015 年在迪拜举行，第二届于 2017 年在博洛尼亚举行，第三届于 2019 年在波士顿举行，第四届原本预计 2021 年 4 月 8 日至 10 日在日本京都举行。大会将耳内镜外科专家聚集在一起，以促进其持续的发展、成长和认可。

1.4.4.3 在山形的实践研讨会

参加每年在日本山形县举办的实践研讨会是了解耳内镜手术优势的最佳方法之一。这个研讨会为期两天，使与会者能够聆听该领域领导者的讲座，使用 3D 打印模型进行实践，观摩数场现场手术。最后，同样很重要的是，享受一个传统的日本温泉之夜！

1.5 展望未来

编写本书的目的，是在 TEES 不断发展和演变的过程中，让人们展望它的未来。随着 TEES 进入成熟期，不断涌现的创新技术不仅建立在已经成为标准惯例的基础上，而且还扩展到新的和激动人心的方向。本书旨在为 TEES 的未来提供指导。

参考文献

[1] De Groen PC. History of the endoscope [scanning our past]. Proc IEEE. 2017,105(10):1987–1995.

[2] Nomura Y. Effective photography in otolaryngology head and neck surgery: endoscopic photography of the middle ear. Otolaryngol Head Neck Surg,1982,90:395e398.

[3] Thomassin JM, Korchia D, Duchon Doris JM. Endoscopic-guided otosurgery in the prevention of residual cholesteatomas. Laryngoscope. 1993;103(8):939–43.

[4] Tarabichi M. Endoscopic management of acquired cholesteatoma. Am J Otol,1997,18(5):544–549.

[5] Tarabichi M. Endoscopic management of limited attic cholesteatoma. Otolaryngol Head Neck Surg,1999,121(2_suppl):195.

[6] Vijendren A, Devereux G, Tietjen A. The Ipswich microbreak technique to alleviate neck and shoulder discomfort during microscopic procedures. Appl Ergon. 2018. https://doi.org/10.1016/j.apergo.2018.04.013.

[7] Vijendren A, Devereux G, Kenway B. Effects of prolonged microscopic work on neck and back strain amongst male ENT clinicians and the benefits of a prototype postural support chair. Int J Occup Saf Ergon,2017,1:1–10.https://doi.org/10.1080/108035 48.2017.1386411.

[8] Presutti L, Marchioni D. Endoscopic ear surgery –principles, indications, and techniques. New York: Thieme,2015.

[9] Kakehata S. TEES surgical atlas. Tokyo: Nakayama Shoten,2018.

[10] Ryan P, Wuesthoff C, Patel N. Getting started in endoscopic ear surgery. J Otol,2018. https://doi. org/10.1016/j.joto.2018.10.002.

TEES 系列：无动力 TEES、动力 TEES 及双镜联合手术（MES/TEES）

第 2 章

Seiji Kakehata，Tsukasa Ito

2.1 引　言

尽管耳内镜在经外耳道耳内镜手术（TEES）中扮演着重要的角色，但良好的辅助设备是其发挥作用的关键，特别是与显示器连接的3-电荷耦合器件（CCD）的摄像头和新近出现的互补金属氧化物半导体（CMOS）摄像头。这些高分辨（HD）率、超高分辨率或4K的摄像头和显示器能够提供清晰的图像，显示精细解剖结构，极大提高了术者进行耳内镜手术时的信心。

但是，一般认为TEES仅限于清理局限于鼓室或上鼓室下部的胆脂瘤。对超出上鼓室下部的胆脂瘤，无法通过TEES清理。耳内镜手术医生需继续行有创的耳后切口通过显微镜耳科手术（Microscopic Ear Surgery，MES）广泛地切除颞骨，清理胆脂瘤。但是，随着近年来外部辅助技术的进步，TEES的适应证逐渐扩大。这些技术进步，包括数码影像技术的进步和手术工具的革新。前者使得术前MRI图像能更

S. Kakehata (✉) · T. Ito
Department of Otolaryngology, Head and Neck Surgery, Faculty of Medicine, Yamagata University, Yamagata, Japan
e-mail: kakehata@med.id.yamagata-u.ac.jp; tuito@med.id.yamagata-u.ac.jp

S. Kakehata et al. (eds.), *Innovations in Endoscopic Ear Surgery*,
https://doi.org/10.1007/978-981-13-7932-1_2

清晰地显示及定位胆脂瘤，后者包括超声骨刀的应用及手术电钻的改进。

这些设备和技术方面的进步，使得耳内镜手术突破过去 TEES（笔者称其为无动力 TEES）的范围，达到更深层次的中耳结构。笔者所在科室目前有 3 种不同的 TEES 用于胆脂瘤手术：①无动力 TEES：由于内镜的物理局限，只能达到鼓窦入口；②动力 TEES：可以达到水平半规管（LSC）的后部、Donaldson 线以上的区域，更准确地说是超过鼓窦的范围；③显微镜和经外耳道耳内镜双镜联合手术（MES/TEES），即显微镜和无动力 TEES 相结合治疗以上胆脂瘤。

本章的内容包括：①定义并比较无动力 TEES、动力 TEES 以及双镜联合手术（MES/TEES）的概念、解剖学特征、手术适应证。②介绍彩色映射融合磁共振成像（CMFI）诊断技术，该技术将磁共振（MRI）图像转化为彩色融合图像，有助于外科医生在术前确定胆脂瘤超出上鼓室下部的范围和程度，这种术前评估以往很难实现。③介绍 Sonopet® 超声骨刀（UST-2001，Stryker，Kalamazoo，Michigan，USA）和连接弯钻头的 Visao® 高速耳科电钻（Medtronic，Minneapolis，Minnesota，USA）。这些设备使得动力 TEES 可以安全地清除胆脂瘤。④深入介绍动力 TEES 和 MES/TEES 的手术过程。

常规 TEES 及动力 TEES 的手术布局细节和安全注意事项将在第 3 章介绍。

2.2 中耳解剖与 TEES 适应证

2.2.1 用于中耳胆脂瘤手术的 MES 与 TEES

采用 MES 进行中耳胆脂瘤手术时，术前需要评估是否存在胆脂瘤，胆脂瘤的大体位置，以及中耳、内耳的功能。定位胆脂瘤的重要性不在于决定胆脂瘤能否通过显微镜切除，而是尽可能地探查脂脂瘤周围的隐匿区域，以防胆脂瘤残余。与 MES 相比，在决定胆脂瘤能否采用 TEES，特别是动力 TEES 时，需要更为详尽的信息定位胆脂瘤。

虽然对中耳解剖的研究已经很深入，但是由于中耳结构解剖术语不同，不同来源的文献对一些中耳腔解剖结构的命名不一致，导致了这些结构的解剖命名出现差异，特别是与上鼓室、鼓窦和乳突有关的解剖术语尤为明显。在外科医生判断患者是否可行无动力 TEES、动力 TEES 或双镜联合手术（MES/

TEES）时，需要高度精确的解剖定位和业界公认的解剖术语。

2.2.2　中耳空间的定义

图 2.1 显示了用以进行中耳胆脂瘤分类的 PTAM 系统。PTAM 系统由日本耳科学会（JOS）于 2010 年提出[1]，随后于 2015 年更新[2]。PTAM 系统将鼓室乳突分成 4 个部分：前鼓室为 P，中鼓室为 T，上鼓室为 A，乳突为 M。此外，欧洲耳科与神经耳科学会（EAONO）和 JOS 提出一个新的 STAM 系统（图 2.2），用以取代 PTAM 系统[3]。STAM 系统与 PTAM 系统的不同之处在于，将前鼓室（PTAM 系统的 P）中咽鼓管上隐窝命名为 S1，中鼓室（PTAM 系统的 T）后方的鼓室窦命名为 S2。这两处 S 位置被认为是手术很难达到的部位。这种命名的改变很有意义，但与本文的目的无关，笔者将在下文对 PTAM 系统的使用进行说明。

这一说明主要是为了回应动力 TEES 时 PTAM 和 STAM 系统均面临的一个难题，即 PTAM 和 STAM 系统都只定义了上鼓室和乳突，而未描述鼓窦。很多教科书中对鼓窦也缺乏明确描述，这些教科书一方面提及“乳突和鼓窦”，另一方面将乳突分为 3 个区域：乳突鼓窦、中央乳突通道、乳突气房[4]。Tos 使用了“中央乳突”这一术语，用以描述“从鼓窦下方延伸至乳突尖的中央区域”[5]。迄今，从手术的角度这种对鼓窦区域模糊的和（或）矛盾的定义对手术的过程并不构成实际影响，尤其是对 MES，可以被忽略。

但是，动力 TEES 适用于清除鼓窦胆脂瘤，因此，笔者认为在介绍 TEES 时有必要对鼓窦进行明确定

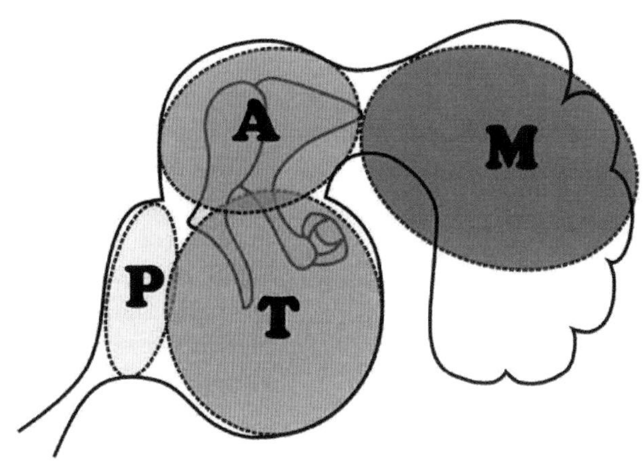

图 2.1　用于中耳胆脂瘤分期分类的 PTAM 系统[2]。P：前鼓室；T：中鼓室；A：上鼓室；M：乳突

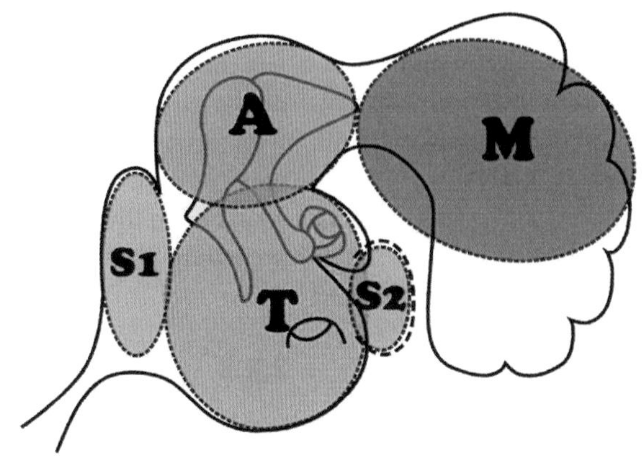

图 2.2 EAONO 和 JOS 提出的用于中耳胆脂瘤分期分类的 STAM 系统。T：中鼓室；A：上鼓室；M：乳突；S1：咽鼓管上隐窝；S2：鼓室窦

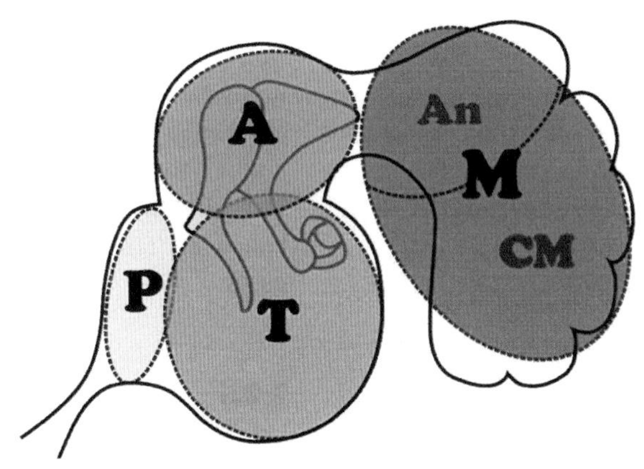

图 2.3 新修订的用于动力 TEES 时中耳胆脂瘤分期分类的 PTAM 系统。P：前鼓室；T：中鼓室；A：上鼓室；M：乳突；An：鼓窦；CM：中央乳突区

义，以消除混淆。笔者考虑的第一个解决方案是，将 PTAM 系统的乳突区分为 M1 和 M2，但是笔者认为鼓窦这个词描述该区域最为合适。因此，图 2.3 展示了重新修订的针对中耳胆脂瘤的 PTAM 系统，特别针对需要 TEES 切除的中耳胆脂瘤手术进行分期和分级。在这一新修订的 PTAM 系统中，乳突（M）区域得以扩大，并被分为上部的鼓窦（An）和下部的中央乳突区（CM）。

2.2.3 无动力 TEES、动力 TEES 和双镜联合手术（MES/TEES）的适应证

笔者对大部分胆脂瘤患者采用无动力 TEES、动力 TEES 或双镜联

合手术（MES/TEES）进行治疗。一般在手术前制定计划时确定手术方式；但是，手术医生可以在术中更改手术方式为三者之中任何一种，或者只选择显微镜进行手术。

2.2.4　无动力 TEES 的适应证

无动力 TEES 不是文献中的常用术语，在这里特指既往简称为 TEES 的手术。本文选择无动力 TEES 这一术语，主要是为了与动力 TEES 进行区分。无动力 TEES 的适应证为局限于图 2.4 所示的前鼓室（P）、中鼓室（T）和上鼓室（A）下部的胆脂瘤。这些位置的胆脂瘤不需要动力设备，在内镜直视下使用刮匙、骨凿和榔头即可去除骨质。这一标准的手术方式已有很多文献报道 [6–9]。

2.2.5　动力 TEES 的适应证

动力 TEES 的适应证为胆脂瘤突破上鼓室（A）下部进入上鼓室（A）的上部并通过鼓窦（An），扩展至 Donaldson 线的上部的区域（图 2.5）。笔者从 2011 年开展动力 TEES，并于 2013 年首次发表文章 [10]，但这篇文章中，未使用动力 TEES 这一术语。

2.2.6　双镜联合手术（MES/TEES）的适应证

“双径路”这一概念具有双重含义，手术采用两种设备：显微镜和耳内镜。此外，双重也意味着两种不同的手术通路：MES 经过乳突，TEES 经过外耳道。联合径路使用耳内镜经过外耳道进入，同时使用显微镜经耳后切口经乳突进入。这一手术的具体过程将在章节 2.5.2 中描述。

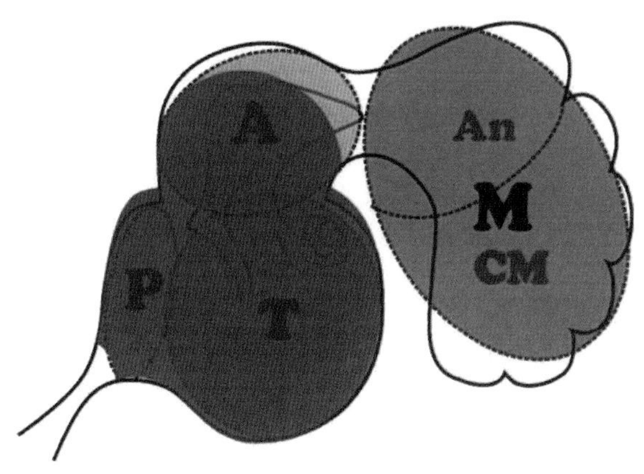

图 2.4　无动力 TEES 手术适应证。P：前鼓室；T：中鼓室；A：上鼓室；M：乳突；An：鼓窦；CM：中央乳突区

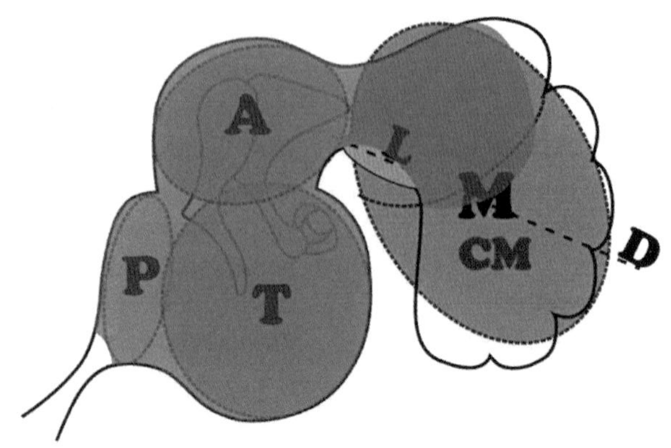

图 2.5 胆脂瘤动力 TEES 的适应证。P：前鼓室；T：中鼓室；A：上鼓室；M：乳突；An：鼓窦；CM：中央乳突区；L：外半规管；D：Donaldson 线

双镜联合手术适用于胆脂瘤侵犯至水平半规管（LSC）后方、Donaldson 线以上的区域以及中央乳突区（CM），见图 2.6。笔者用双镜联合方法取代原有的 MES 手术，是由于这种方式能够保持外耳道后壁的完整性。此外，采用耳内镜经过外耳道和乳突双重入路能够在不增加患者负担的情况下，在直视下更好地去除上鼓室尤其是鼓室天盖低位的胆脂瘤基质。将耳内镜应用于显微镜手术，主要目的是减小手术损伤、最大限度保留乳突黏膜、减少显微镜手术对骨质的去除，降低胆脂瘤残留率和复发率。

2.2.7 儿童患者的适应证

另一个需要考虑的问题是患者的年龄。最初，TEES 被禁止用于儿童。但是，TEES 去除骨质少、外部没有瘢痕的优点，对儿童和家长特别有吸引力。笔者发现外耳道宽度（EAC）并不是 TEES 不能用于儿童患者的障碍，进而将 TEES 的适应人群扩大至儿童患者，并且做好在 TEES 遇到困难时转换成显微镜手术的准备 [11]。幸运的是目前并没有出现此类情况。

2.2.8 禁忌证

无动力 TEES 和动力 TEES 的禁忌证是外半规管瘘、硬脑膜广泛暴露和广泛型胆脂瘤。这些情况一般需要双镜联合手术（MES/TEES）或者显微镜下磨除外耳道后壁（CWD）进行处理。

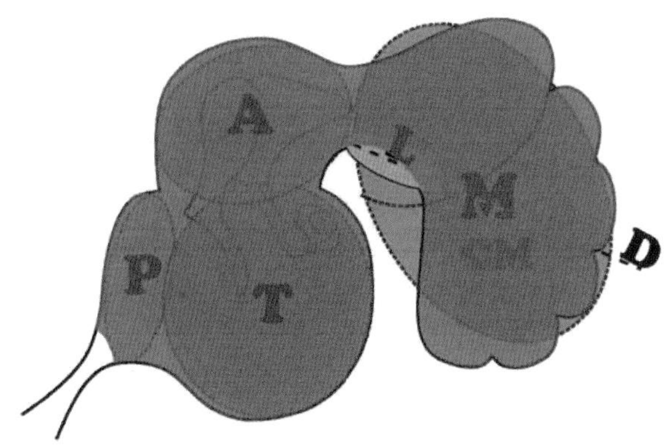

图 2.6　胆脂瘤双镜联合手术（MES/TEES）的适应证。P：前鼓室；T：中鼓室；A：上鼓室；M：乳突；An：鼓窦；CM：中央乳突区；L：外半规管；D：Donaldson 线

2.3　胆脂瘤的定位

2.3.1　胆脂瘤术前影像诊断程序

2.3.1.1　胆脂瘤术前影像诊断标准程序

胆脂瘤的标准诊断程序是，一旦通过显微镜或内镜检查怀疑患者患有胆脂瘤，就应立即进行 CT 扫描。但是，CT 扫描虽能发现提示胆脂瘤的软组织阴影以及中耳和内耳骨性结构的状况，但 CT 图像对中耳胆脂瘤范围的判断仍然存在不足。图 2.7 是典型的 CT 图像显示软组织阴影，但由于图像质量不佳无法进行正确诊断。这种精确性不足在 MES 中通常不是问题。由于所有 MES 中耳后切口的大小和需要磨除的骨量一般没有大的区别，因此不需要对胆脂瘤精准定位。无动力 TEES 一般适用于术前通过内镜检查即能明确胆脂瘤范围的病例。

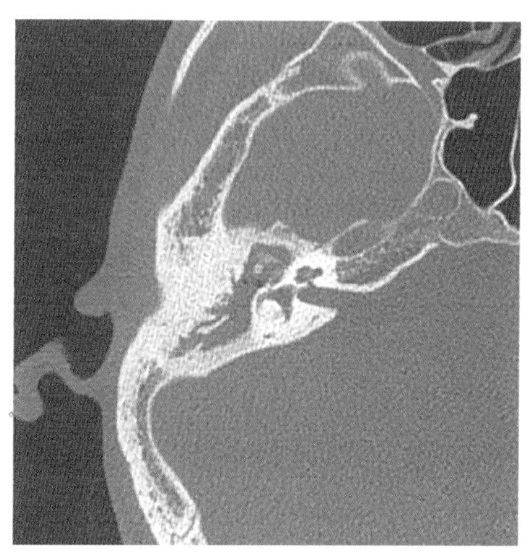

图 2.7 仅显示软组织阴影的低质量 CT 图像

相反，动力 TEES 需要更为精确地判断胆脂瘤的部位和范围，确定上鼓室病变是否侵及鼓窦，甚至侵犯外半规管，并明确 CT 上位于上鼓室和鼓窦上部的软组织影是否为胆脂瘤。这促使笔者开发了新的影像鉴别诊断流程，在下文中有详细介绍。

2.3.1.2 动力 TEES 术前影像诊断流程

以往笔者所在单位的胆脂瘤术前影像诊断流程与其他医疗机构一致。首先在门诊进行耳内镜或者显微镜检查，如发现可疑胆脂瘤肿块，则进行 CT 扫描。但会对可疑病例进行 MRI 检查，及合成两种不同类型的彩色映射融合磁共振成像（CMFI），如下所述。

2.3.2 CMFI 作为术前影像诊断工具

CMFI 已成为笔者所在科室胆脂瘤术前诊断的重要组成部分。笔者所在团队在 2012 年开发了 CMFI[12-14]，并成为胆脂瘤术前诊断的一个重要部分，尤其是在决定是否采取动力 TEES 时。这两种类型的 CMFI 都在 MRI 扫描过程中同时进行，分别是：①非平面回波弥散加权成像（non-EPI-DWI）CMFI；② T1 加权成像（T1WI）CMFI[15-23]。

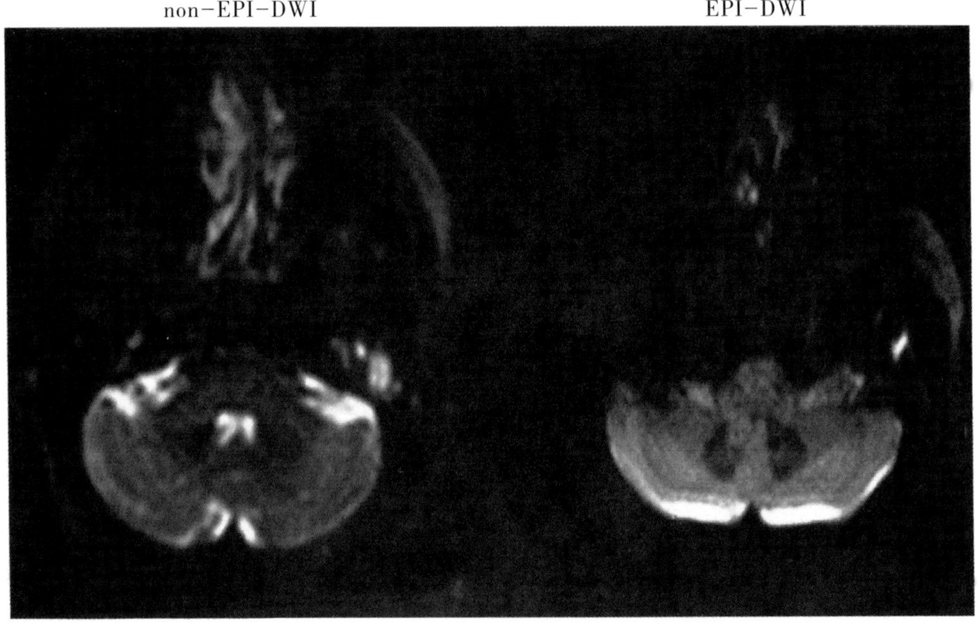

图 2.8 非平面回波弥散加权成像（non-EPI-WDI）*vs* 平面回波弥散加权成像（EPI-WDI）诊断胆脂瘤

第一种类型的 CMFI 是非平面回波弥散加权成像（non-EPI-WDI），与 EPI-DWI 恰好相反，尽管 EPI-DWI 已用于胆脂瘤的诊断，但存在图像失真、对胆脂瘤的精确解剖定位困难等问题。对动力 TEES 而言，这是一个致死性的缺陷，促使笔者采用较 EPI 更为精确的 non-EPI-DWI 技术，用于更准确地定位胆脂瘤（图 2.8）[12-14]。

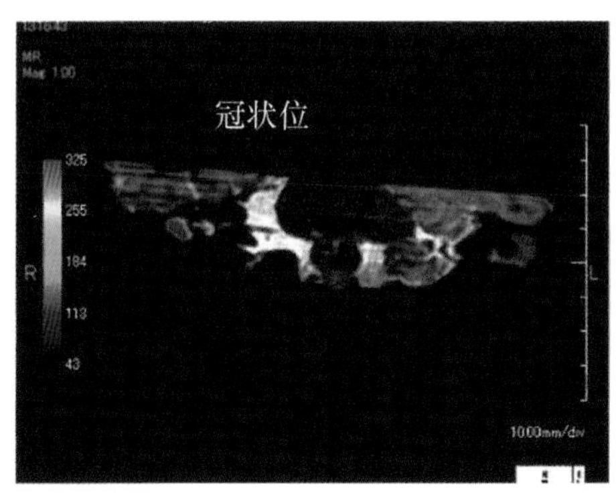

图 2.9　非平面回波弥散加权成像彩色融合图像（non-EPI-DWI-CMFI）图像，图中红色高密度区提示中耳内胆脂瘤

然而，由于图像分辨率低和大部分颅内结构缺失，即使是 non-EPI-DWI 技术在确定胆脂瘤解剖范围方面也存在不足。这些缺陷可以通过对 non-EPI-DWI-MRI 继续进行磁共振脑池成像（MRC）融合，最终形成彩色融合图像（CMFI），如图 2.9 所示。图 2.9 采用 3.0 T MRI 设备（Achieva, Royal Philips Electronics Inc., the Netherlands）完成，是 non-EPI-DWI-CMFI 的最终图像，图中红色高密度区提示中耳内胆脂瘤存在。

但是，这样的红色高密度区也可能是胆固醇肉芽肿。为了排除胆固醇肉芽肿，需要同时创建 T1WI CMFI 图像，即第二种类型的 CMFI。这种类型的 CMFI 可以区分胆脂瘤和胆固醇肉芽肿：胆脂瘤在 DWI 图像上为高密度影（图 2.10a），在 T1WI 图像上为低密度影（图 2.10b）；而胆固醇肉芽肿在 DWI（图 2.10c）和 T1WI（图 2.10d）图像上都是高密度影。

2.3.3　胆脂瘤术后影像学诊断流程

胆脂瘤术后随访的一个重要部分是通过影像学检查诊断有无胆脂瘤残留或复发。常规采用 CT 检查进行随访，但 Khemani 等最近报道 DWI 是比 CT 更可信的胆脂瘤术后随访影像学诊断手段[19]。笔者的研究以及该领域其他学者的研究都表明，non-EPI-DWI 能够发现超过 3mm 的胆脂瘤复发，是非常出色的随访影像学诊断工具[7,8,11,15-17]。

笔者的随访方案追求最大准确性和最小经济成本。患者在术后 6 个月进行第一次 CT 检查，如果没有发现软组织影，此后的随访都仅采用 CT 扫描。如果在初次 CT 扫描或此后的 CT 扫描中发现软组织影，6 个月后再进行 non-EPI-DWI-CMFI 检查，以确定软组织影是否为瘢痕等术后改变。同时进行 T1WI，以判断占位阴影是胆脂瘤还是胆固醇肉芽肿。

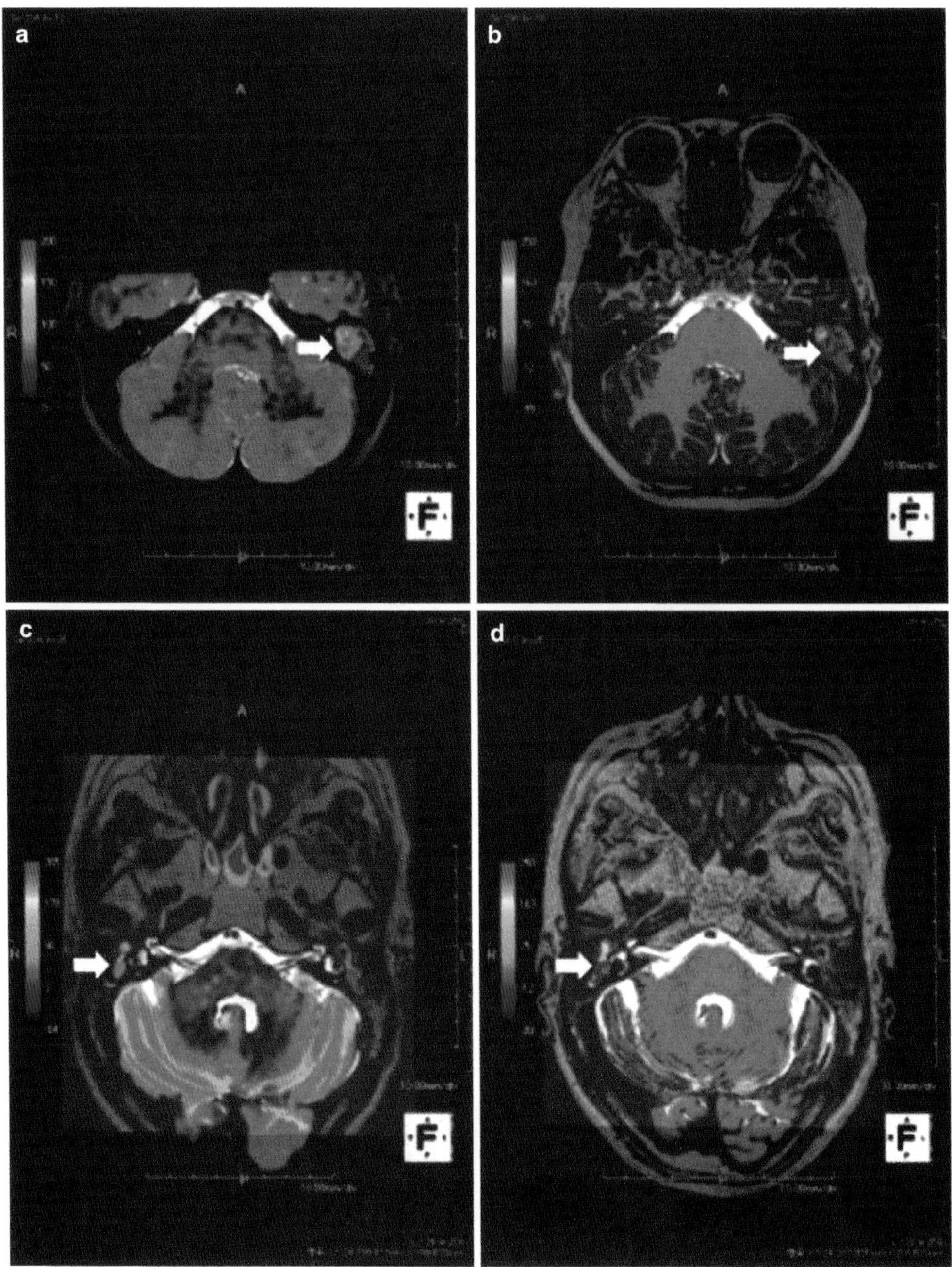

图 2.10 胆脂瘤在 DWI 图像上为高密度影（a），在 T1WI 图像上为低密度影（b）；胆固醇肉芽肿在 DWI（c）和 T1WI（d）图像上都是高密度影

2.4　动力系统

内镜本身的缺点使其未被用于上鼓室上部和鼓窦病变的手术，而且传统的电钻需单手操作、磨除耳道外侧壁骨质进入上鼓室和鼓窦，存在一定的困难和风险。这种电钻可能损伤外耳道皮肤和一些精细的解剖结构。因此，传统电钻不适合涉及上鼓室上部和鼓窦的手术。

笔者所在科室通过改良动力系统，扩大了 TEES 的适应证，使其适合上鼓室和鼓窦上部的手术操作。这两种手术器械的改良包括：Sonopet® 超声骨刀（安全打开上鼓室上部并进入鼓窦）和 Visao® 高速耳科钻。后者带有弯曲的钻头和独特的非旋转外鞘。

2.4.1　Sonopet® 超声骨刀

2.4.1.1　Sonopet® 超声骨刀的使用

在无动力 TEES 时清理胆脂瘤无须使用 Sonopet® 超声骨刀。但是，Sonopet® 超声骨刀和 Visao® 耳科钻配合使用，可以安全去除上鼓室上部和鼓窦的胆脂瘤。超声刀在将 TEES 适应证扩展至鼓窦区域，发挥了重大作用。Sonopet® 超声骨刀在一根手柄上可以实现 3 种手术功能：去除骨质、冲洗、吸引（图 2.11）。这 3 种功能的结合对单手操作的 TEES 非常重要，其独特的去骨功能使手术能够达到以往中耳 TEES 无法手术的部位。

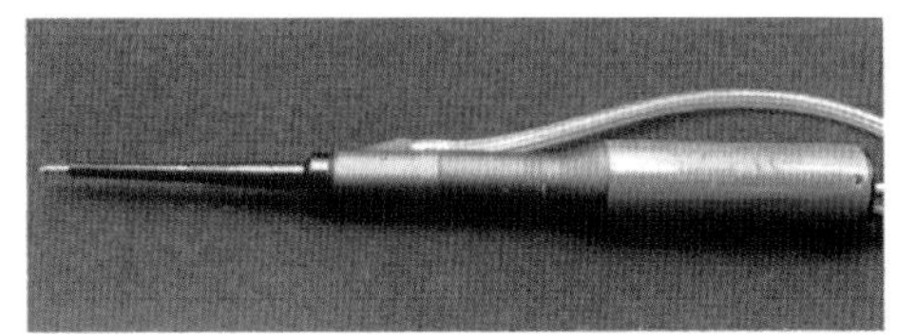

图 2.11　Sonopet® 超声骨刀

Sonopet® 超声骨刀并不直接切割骨质，而是通过超声振动使骨质破碎乳化，同时保留周围的皮肤、肌肉等软组织。Sonopet® 超声骨刀这种仅去除骨质的功能，使外科医生能够安全打开鼓窦，是理想的 TEES 单手操作手术工具。Sonopet® 超声骨刀具有一个纵向 - 扭转复合振动器（LT 振动器）和一个单纯纵向振动器（L 振动器）。这种非扭转振动避免了使用传统电钻时对鼓耳道皮瓣和其他软组织的损伤。Sonopet® 超声刀的历史和使用详见第 3 章。

2.4.1.2　TEES 专用 Sonopet® 超声骨刀的开发

用于去除骨质的传统 Sonopet® 超声刀包括一个通用型 25MA 弯曲手柄和一个带有硬性外壳的 H201 刀头。但这种传统的超声刀用于 TEES 存在一些缺点。特别是右手握持的 25MA 弯曲手柄与左手握持的内镜互相影响，H201 刀头的外壳比 TEES

锁孔手术所需的厚度更粗。因此，笔者与史赛克（Stryker）公司合作，开发了一种用于TEES的新型超声刀。TEES专用超声骨刀由一个直头25MS手柄和一个H101刀头组成，其H101刀头略短于H201刀头，并覆盖一个薄锥形外壳。这款新设计的超声刀针对TEES进行了优化，尤其适用于外耳道相对狭窄的儿童患者。但是这种H101刀头只在日本有售。

2.4.2 带有弯曲钻头和独特非旋转外鞘的Visao® 高速耳科钻

虽然超声刀能够选择性去除骨质，但术中仍需保护听骨链和面神经等精细结构免受任何可能的损伤。带有2mm弯钻头的Visao® 高速耳科钻能够削薄骨板，并抛光上鼓室或鼓窦切开后的骨缘。这种弯曲的钻头形状更适合TEES锁孔手术。此外，弯曲的钻头外套1个薄层不旋转的外鞘（图2.12），能够确保钻杆不会伤及软组织或其他解剖结构，大大提高了安全性。

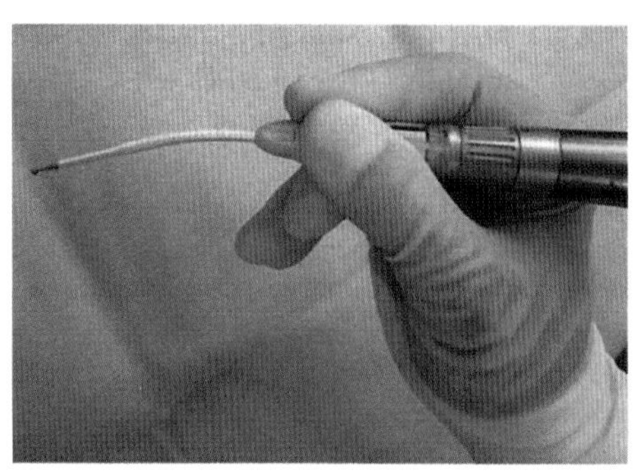

图2.12 带有弯曲钻头和独特非旋转外鞘的Visao® 高速耳科钻

2.5 手术过程

2.5.1 动力TEES

动力和无动力TEES的术前准备基本相同，在第3章介绍。二者的主要手术步骤也基本相同，关于无动力TEES手术过程在很多优质文献中已有介绍[6-9]。在笔者的一些早期文献中，介绍了经全身麻醉和骨性外耳道局部麻醉的动力TEES。良好的全身麻醉和局部麻醉有助于减少出血，发挥高清3-CCD摄像头和显示器优势并提供更为清晰的视野。用圆刀在骨性外耳道中部做弧形切口并分离（图2.13），制作一个鼓

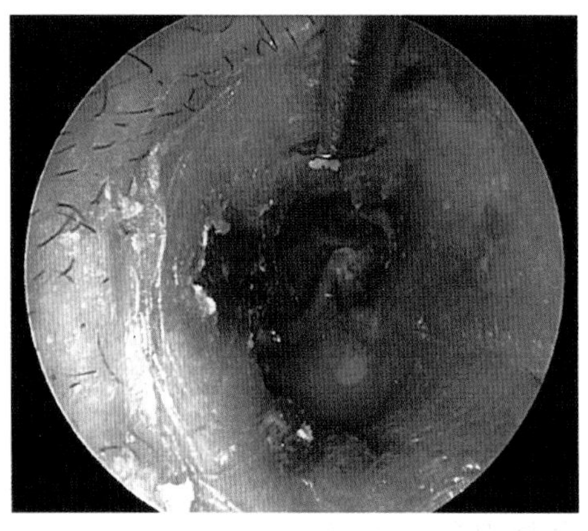

图2.13 用圆刀在骨性外耳道中部做弧形切口并分离

耳道皮瓣，将该皮瓣向前分离，形成通往鼓室及后鼓室的无障碍视野（图 2.14）。接着，在内镜直视下检查鼓室，有无需要去除的胆脂瘤基质。直至这一步骤，动力 TEES 和无动力 TEES 的手术操作基本相同。

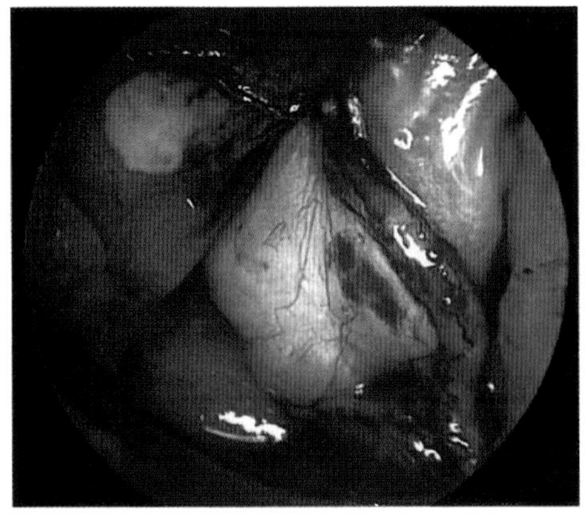

图 2.14　向前分离鼓耳道皮瓣，形成通往后鼓室的无障碍视野

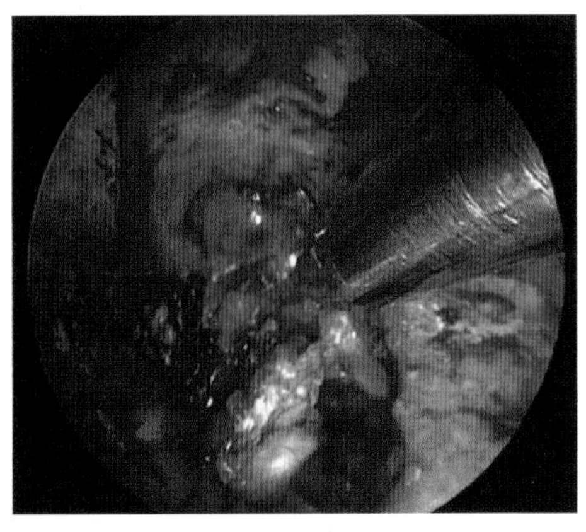

图 2.15　Sonope® 超声骨刀进行骨质切除

动力 TEES 的操作开始即采用超声骨刀行上鼓室切开（图 2.15），去除耳道侧壁的骨质、开放上鼓室上部通向鼓窦的区域。动力 TEES 的一个关键点是在上鼓室和鼓窦外侧壁、听骨链表面保留一层薄骨板，以 Visao® 弯钻磨薄骨板，以保护听骨链和面神经等精细结构不被超声骨刀和电钻损伤。以 Visao® 弯钻磨薄骨板的目的是便于磨骨快结束时将其去除（图 2.16）。此时使用骨凿或刮匙小心去除这一薄骨板，再用电钻抛光锯齿状边缘，并逐步扩大，直到可以看到胆脂瘤边缘。一旦能看到胆脂瘤边缘，即可自鼓窦至上鼓室掀起胆脂瘤基质，注意保留黏膜的完整性（图 2.17）。最后将鼓窦的胆脂瘤基质连同中鼓室的胆脂瘤基质一并完全去除。

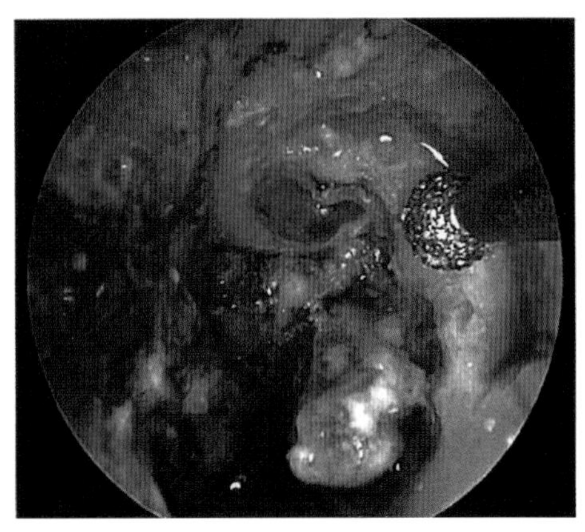

图 2.16　Visao® 高速耳科钻磨骨形成薄骨板

去除胆脂瘤以后，打开前通风引流通道以避免胆脂瘤复发（图 2.18）。使用带有软骨膜的耳屏软骨，重建盾板、听骨链和外耳道（图 2.19）。复位鼓耳道皮瓣（图 2.20），

外耳道填塞几丁质小纱条及浸泡了抗生素滴耳液的海绵。

2.5.2 双镜联合手术（MES/TEES）

当胆脂瘤侵犯的范围超过Donaldson线和外半规管的后部，就需要采用双镜联合手术（MES/TEES），这一手术方式结合了MES和TEES两种手术方式的优势。双镜联合手术以无动力TEES开始，胆脂瘤基质向上分离至鼓室下部，在直视下观察，明确P（前鼓室）、T（中鼓室）、A（上鼓室）区结构（图2.6），观察胆脂瘤基质是否被彻底清理。

当TEES完成后，在显微镜下进行MES，切开乳突骨皮质行改良乳突根治术。经外耳道和经乳突双重

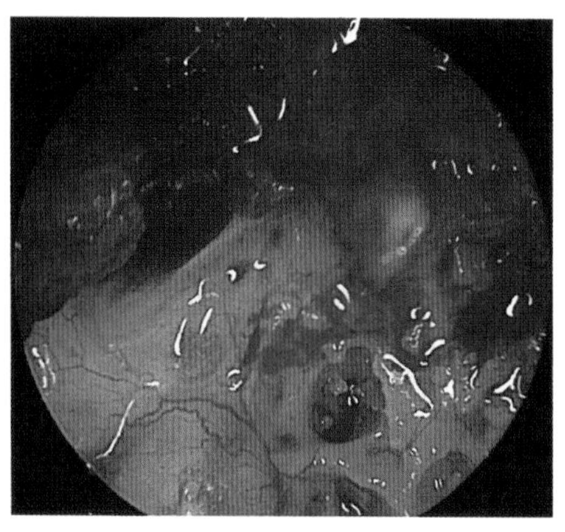

图2.17 从鼓窦到上鼓室直视观察胆脂瘤基质边缘

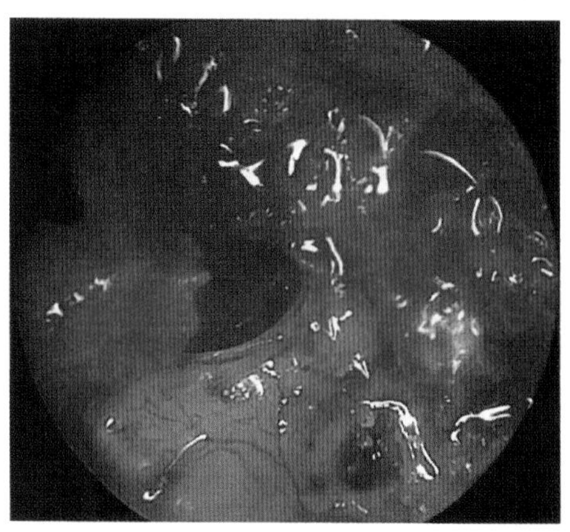

图2.18 建立前通风引流通道

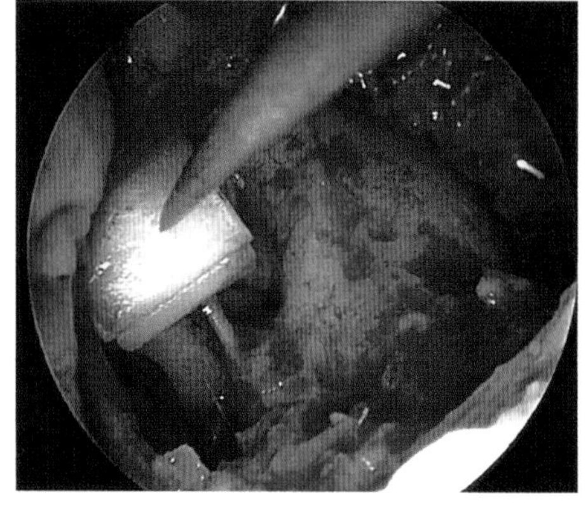

图2.19 带有软骨膜的耳屏软骨重建听骨链和外耳道

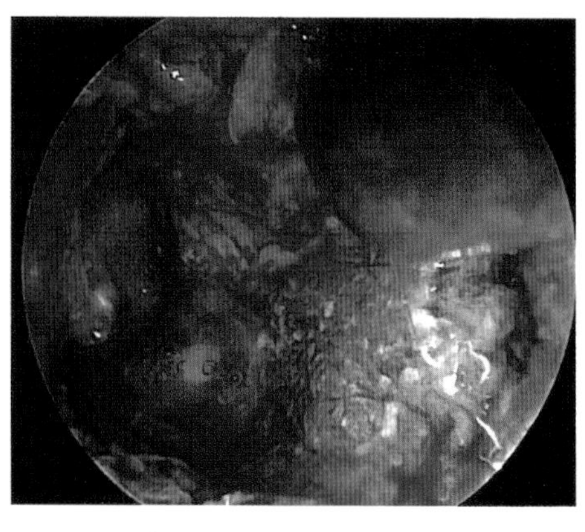

图2.20 复位鼓室皮瓣

视野，能够在保留黏膜的同时彻底清理胆脂瘤。与传统的显微镜手术相比，双镜联合手术大幅度降低了胆脂瘤的残留率和复发率，尤其是在成年患者中。

2.6 结　论

无动力 TEES，Sonopet® 超声骨刀和 Visao® 耳科钻辅助的动力 TEES，以及双镜联合手术（MES/TEES），增加了外科医生的手术选择，并提高了胆脂瘤手术的疗效。

参考文献

[1] Tono T, Aoyagi M, Ito M, et al. Staging of middle ear cholesteatoma. Otol Jpn, 2010,20:743–745.

[2] Tono T, Sakagami M, Kojima H, et al. Staging and classification criteria for middle ear cholesteatoma proposed by the Japan Otological Society. Auris Nasus Larynx, 2017,44(2):135–140.

[3] Yung M, Tono T, Olszewska E, et al. EAONO/JOS joint consensus statements on the definitions, classification and staging of middle ear cholesteatoma. J Int Adv Otol, 2017,13:1–8.

[4] Schuknecht HF, Gulya AJ. Anatomy of the temporal bone with surgical implications. 3rd ed. New York: Informa Health Care USA, 2007:116–123.

[5] Tos M. Manual of middle ear surgery. Vol. 2. Mastoid surgery and reconstructive procedures. New York: Thieme Medical Publishers,1995:258–260.

[6] Tarabichi M. Endoscopic management of acquired cholesteatoma. Am J Otol,1997,18:544–549.

[7] Tarabichi M. Endoscopic management of limited attic cholesteatoma. Laryngoscope, 2004,114:1157–1162.

[8] Marchioni D, Mattioli F, Alicandri-Ciufelli M, et al. Endoscopic approach to tensor fold in patients with attic cholesteatoma. Acta Otolaryngol, 2009,129:946–954.

[9] Presutti L, Marchioni D. Endoscopic ear surgery – principles, indications, and techniques. New York: Thieme,2015.

[10] Kakehata S, Watanabe T, Ito T, et al. Extension of indications for transcanal endoscopic ear surgery using an ultrasonic bone curette for cholesteatomas. Otol Neurotol. 2014, 35:101–107.

[11] Ito T, Kubota T, Watanabe T, et al. Transcanal endoscopic ear surgery for pediatric population with a narrow external auditory canal. J Laryngol Otol, 2016,130(S3):S101.

[12] Kanoto M, Sugai Y, Hosoya T, et al. Detectability and anatomical correlation of middle ear cholesteatoma using fused thin slice non echo planar imaging diffusion-weighted image and magnetic resonance cisternography (FTS-nEPID). Magn Reson Imaging, 2015,33(10):1253–1257.

[13] Watanabe T, Ito T, Furukawa T, et al. The efficacy of color mapped fusion images in the diagnosis and treatment of cholesteatoma using transcanal endoscopic ear surgery. Otol Neurotol, 2015,36(5):763–768.

[14] Watanabe T, Ito T, Furukawa T, et al. The efficacy of color mapped diffusion weighted images combined with CT in the diagnosis and treatment of cholesteatoma using transcanal

endoscopic ear surgery. Otol Neurotol, 2015,36(10):1663–1668.

[15] Más-Estellés F, Mateos-Fernández M, Carrascosa-Bisquert B, et al. Contemporary non-echo-planar diffusion-weighted imaging of middle ear cholesteatomas. Radiographics, 2012,32:1197–1213.

[16] Dremmen MH, Hofman PA, Hof JR, et al. The diagnostic accuracy of non-echo-planar diffusion-weighted imaging in the detection of residual and/or recurrent cholesteatoma of the temporal bone. AJNR Am J Neuroradiol. 2012,33:439–444.

[17] Jindal M, Riskalla A, Jiang D, et al. A systematic review of diffusion-weighted magnetic resonance imaging in the assessment of postoperative cholesteatoma. Otol Neurotol, 2011,32:1243–1249.

[18] Yamashita K, Yoshiura T, Hiwatashi A, et al. Detection of middle ear cholesteatoma by diffusion-weighted MR imaging: multishot echo-planar imaging compared with single-shot echo-planar imaging. AJNR Am J Neuroradiol, 2011,32:1915–1918.

[19] Khemani S, Singh A, Lingam RK, et al. Imaging of postoperative middle ear cholesteatoma. Clin Radiol, 2011, 66:760–767.

[20] Schwartz KM, Lane JI, Bolster BD Jr, et al. The utility of diffusion-weighted imaging for cholesteatoma evaluation. AJNR Am J Neuroradiol, 2011,32:430–436.

[21] Schwartz KM, Lane JI, Neff BA, et al. Diffusion-weighted imaging for cholesteatoma evaluation. Ear Nose Throat J, 2010,89:E14–19.

[22] Baráth K, Huber AM, Stämpfli P, et al. Neuroradiology of cholesteatomas. AJNR Am J Neuroradiol, 2011,32:221–229.

[23] Bammer R. Basic principles of diffusion-weighted imaging. Eur J Radiol,2003,45:169–184

第3章

动力 TEES 的组装与安全性

Tsukasa Ito, Seiji Kakehata

3.1 引 言

第2章主要关注动力 TEES，本章节通过阐述与动力 TEES 相关的手术设置和安全问题而对第2章进行扩展。重申一下，“无动力 TEES”并不是文献中的一个通用术语，这里通常简称为 TEES。一般而言，成功的耳内镜手术，特别是动力耳内镜手术，需要仔细地准备和摆放设备、术者的正确站位和患者的合适体位。动力耳内镜手术的安全问题也需要关注，包括中耳内动力工具的正确使用，光源的热量产生，以及动力工具对颅骨振动的潜在影响。

3.2 设 备

无动力耳内镜手术需要内镜、摄像头/成像系统、充足的光源、用于显微镜耳科手术的标准手术工具，以及额外的弯头剥离子（图3.1），弯头吸引器（图3.2）和比显微镜耳科手术所使用的更精细的显微钳（图3.3）。这些额外的工具有助于手术达到隐匿的隐窝。动力

T. Ito (✉) · S. Kakehata
Department of Otolaryngology, Head and Neck Surgery, Faculty of Medicine, Yamagata University, Yamagata, Japan
e-mail: tuito@med.id.yamagata-u.ac.jp;
kakehata@med.id.yamagata-u.ac.jp

S. Kakehata et al. (eds.), *Innovations in Endoscopic Ear Surgery*,
https://doi.org/10.1007/978-981-13-7932-1_3

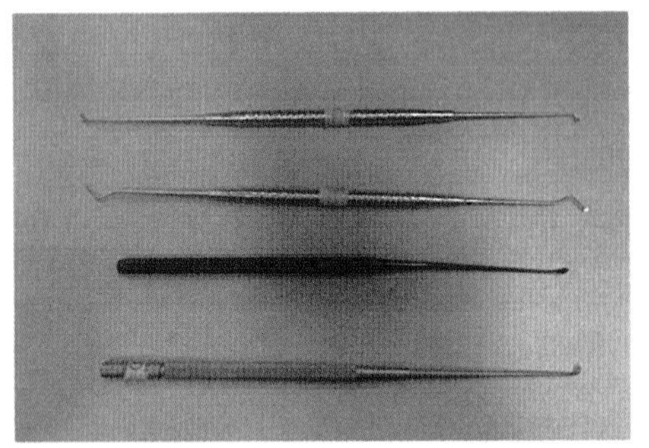

图 3.1 耳内镜手术器械，从上到下依次为：Thomassin 单弯剥离子（Karl Storz Endoscopy Japan K.K.，Tokyo，Japan）；Thomassin 双弯剥离子（Karl Storz Endoscopy Japan K.K.，Tokyo，Japan）；剥离子（Daiichi Medical Co. Ltd.，Tokyo，Japan）；圆刀（Medtronic Japan Co.，Ltd.，Tokyo，Japan）

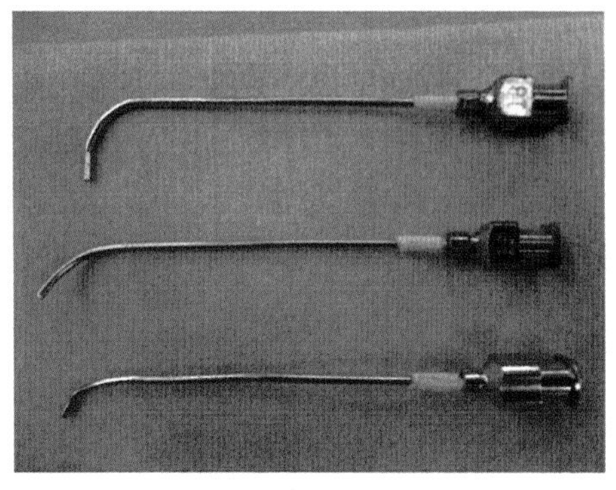

图 3.2 不同角度的弯头吸引器

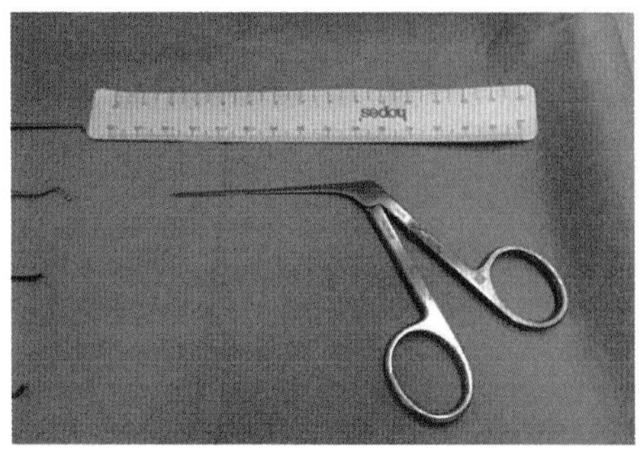

图 3.3 比普通显微钳更细，握力更强的显微钳（Medtronic Japan Co.，Ltd.，Tokyo，Japan）

耳内镜手术还需要配备两种动力设备：① Sonopet® 超声骨刀（Stryker Corporation，Kalamazoo，Michigan，USA），它由标准的主机（UST-2001）（图 3.4）、多种手柄和刀头组成，这部分内容将在“Sonopet® 超声骨刀在动力耳内镜手术中的应用”中讲述。② Visao® 高速耳钻（Medtronic Inc.，Minneapolis，Minnesota，USA），安装带有特殊非旋转保护套的弯钻头（图 3.5），这部分内容将在“带高速弯头钻的 Visao®”章节具体描述。

3.2.1 内 镜

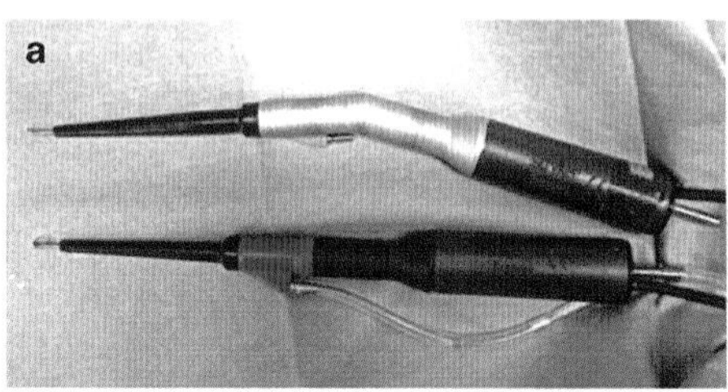

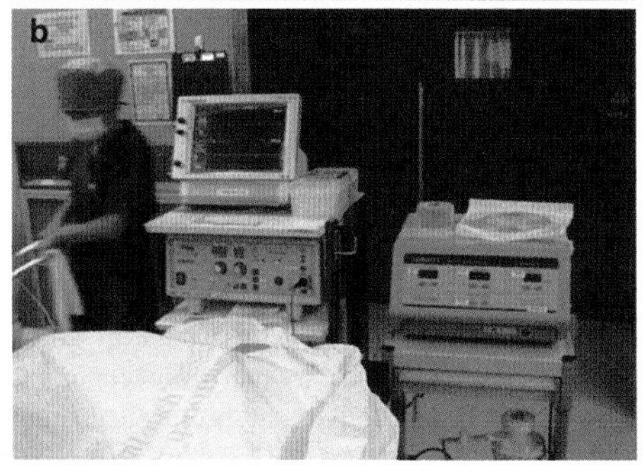

图 3.4 （a） Sonopet® 超声吸引器：通用角度手柄 25MA（顶部）和通用直筒手柄 25MS（底部）（Stryker Corporation，Kalamazoo，Michigan，USA）。（b）右侧显示 Sonopet® 超声吸引器控制台（UST-2001，Stryker Corporation，Kalamazoo，Michigan，USA）

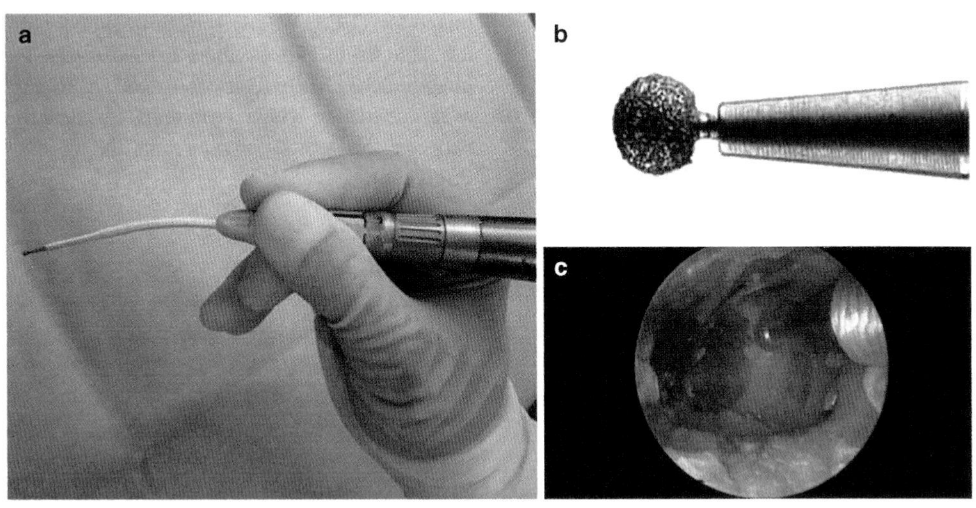

图 3.5　（a）Visao® 具有弯钻头和非旋转保护套的高速耳钻（Medtronic Inc.，Minneapolis, Minnesota，USA）。（b）2.0mm 的粗砂钻头。（c）在手术中使用 Visao® 钻头

耳内镜手术的核心部件是目前可以获得的不同直径、角度和长度的 Hopkins 硬管透镜内镜。内镜的标准直径分为 2.7mm、3.0mm、4.0mm；标准角度分为 0°、30°、45°、70°；标准长度分为 10cm、14cm、18cm。无论使用哪种内镜，与显微镜相比，内镜都能提供更广角的中耳视野。还应注意的是，市面上并不能买到各种直径、角度和长度组合的内镜。最初使用 0°、30°、70° 三种角度的内镜进行手术，但现在几乎只使用直径 2.7mm、长度 18cm 的 0° 和 30° 内镜（图 3.6）。TEES 大部分手术步骤都是使用 0° 内镜完成的，30° 内镜主要用于手术结束前对中耳隐窝进行最后的检查，以确保所有的病变都被清理。

然而，需要注意的是，虽不是大多数，但现在很多外科医生都使用 3.0mm 的内镜进行耳内镜手术。Pothier 提到他更喜欢直径 3.0mm 的内镜，因为它的直径更大，可以提供更好的视野和照明光源[1]。而笔者所在单位更喜欢直径 2.7mm 的内镜，因为其视野依然清晰，而且 2.7mm 内镜技术参数的改进使其明亮度明

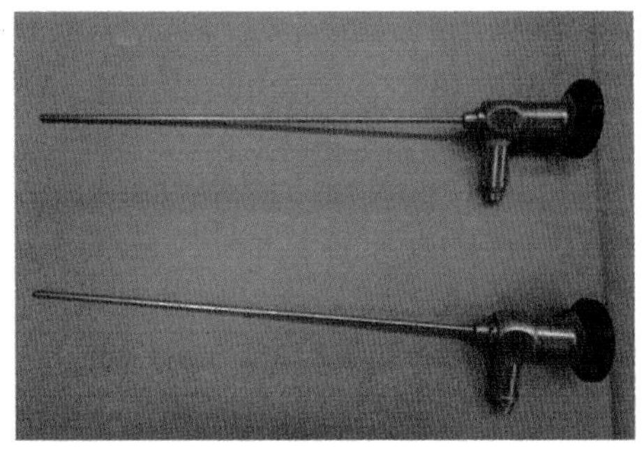

图 3.6　在我科耳内镜手术时使用的 0°　2.7mm 内镜（上）和 30°　2.7mm 内镜（下）（Karl Storz Endoscopy Japan K.K.，Tokyo，Japan）

显提升。此外，发热数据表明，相较于4mm的内镜，2.7mm的内镜产生的热量更少[2]。而且，更细的内镜可操控性更强，这对狭窄的外耳道是尤为重要的。笔者所在科室对一组成功接受耳内镜手术的儿童和成人的骨性外耳道进行测量。在这组儿童和成人中，骨性外耳道最窄直径为3.4mm，这一数值实际上来自一名成人耳道，非常接近3.0mm内镜的直径，不可能使用4.0mm的内镜进行手术[3]。

3.2.2 成像系统

尽管上述的内镜早已在市场上出售，并且几乎是所有手术室的标配设备，但随着先进的高质量成像系统的发展，TEES才成为一种可能。成像系统包括两个要素：高清摄像系统和显示器（图3.7）。

3.2.2.1 3-CCD摄像头

耳内镜手术使用的标准摄像系统是一个高清3-CCD摄像头，通过组装的三棱镜滤过进入的光线。这个棱镜组件根据波长将光线分成红、绿、蓝三种颜色。一个3-CCD摄像头远远优于只有一个单芯片或电耦合的1-CCD摄像头。后者只能处理3-CCD摄像头1/3的颜色信息，并且会篡改光学带隙。与3-CCD摄像机相比，这种光学带隙的改变会导致分辨率变差。特别是对所有外科手术都至关重要的红色，1-CCD摄像头拍摄效果差，导致术中解剖结构和标志很难辨别。因此，TEES只能使用3-CCD摄像头而不能使用1-CCD摄像头[4,5]。

3.2.2.2 高清显示器

成像系统的第二个重要组成部分是高清显示器，因为一个非高清显示器不能给TEES提供足够清晰的图像。笔者使用标准的市面上已有的26英寸高清显示器，以确保医生坐在离显示器1m多的距离可以清楚

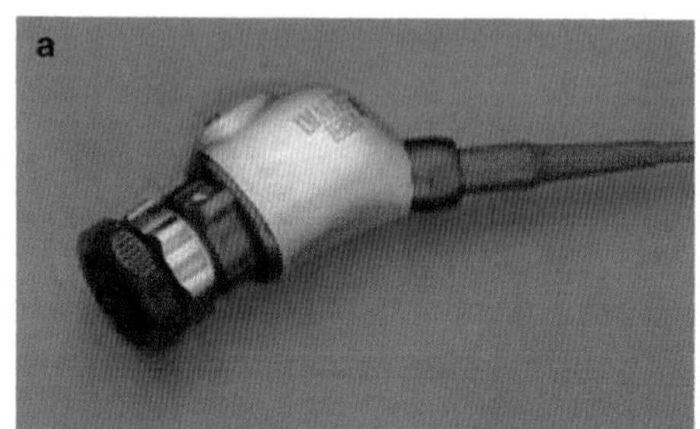

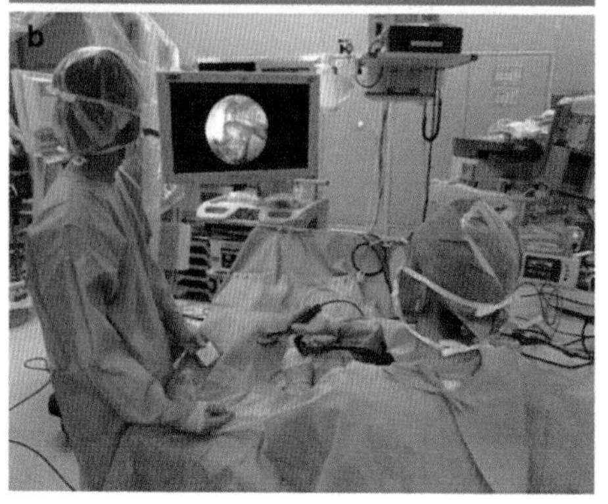

图3.7 （a）内镜摄像头（图像1 HDTVH3-ZA, Karl Storz Endoscopy Japan K.K., Tokyo, Japan）。（b）标准高清显示器

地看到图像（图 3.7b）。

3.2.3 照　明

TEES 需要高清成像，因此必须在标准的光源下操作。虽然最常用的光源是氙灯；但最近已普遍被较新的发光二极管（LED）光源所替代。笔者所在单位使用的是 LED 光源（Power LED 175，Karl Storz Endoscopy Japan K.K.，Tokyo，Japan）。无论使用的是氙灯还是 LED 光源，TEES 都应该设置适当的参数，以避免发生组织热损伤。笔者把氙气光源设置为 30%，LED 光源设置为 40%。光源、产热和安全问题将在 3.5.2 章节中更深入地讨论。

3.2.4 TEES 的器械与材料

3.2.4.1 手术器械

如上所述，耳内镜手术需要一套标准的手术器械和一些弯曲器械（图 3.1）。这些弯曲器械扩大了可以到达的中耳范围，但将其放入或取出中耳隐窝时需小心谨慎。强烈建议必须在内镜可视下取出这些弯曲器械，以确保精细的解剖结构尤其是听骨链不受损伤。

3.2.4.2 镜头除雾器

虽然上面描述的成像系统可提供非常高质量的图像，但内镜手术中存在一个问题就是进入耳道时镜头会起雾。虽然镜头起雾无法避免，但常规对镜头除雾即可轻松处理。笔者使用的是防雾剂 Ultrastop（Henke-Sass，Wolf，Tuttlingen，Germany）和防雾片 Dr. Fog（Aspen Medical Europe Ltd.，Leicestershire，UK）（图 3.8）。当镜头起雾时，术者应取出内镜，助手则用沾有防雾剂的防雾片擦拭镜头（图 3.8）。需要注意的是，防雾剂作为外用药物具有耳毒性[6]，需小心谨慎地使用，并确保这种药剂不会接触到耳内组织。

3.2.4.3 棉　球

尽管棉球相当“不起眼”，但它却在耳内镜手术中扮演着极其重要的角色，因为它可以作为“第二只手”来固定解剖结构。将两种类型的棉球浸泡在浓度为 1 ∶ 1000 的肾上腺素溶液中，它们作为“第二只手”，在不同的手术阶段发挥不同的作用。第一种棉球取自普通无菌无纺纱布，将其制作成直径约 2mm 的“手工”棉球（图 3.9）。这些微小的棉球被塞入中耳，在止血和固定耳内结构、暴露手术视野中起着关键作用。第二种是棉片（No. 3 Bemsheet，Kawamoto Corporation，Osaka，Japan），用于手术初期翻起外耳道鼓膜瓣和止血（图 3.9）。

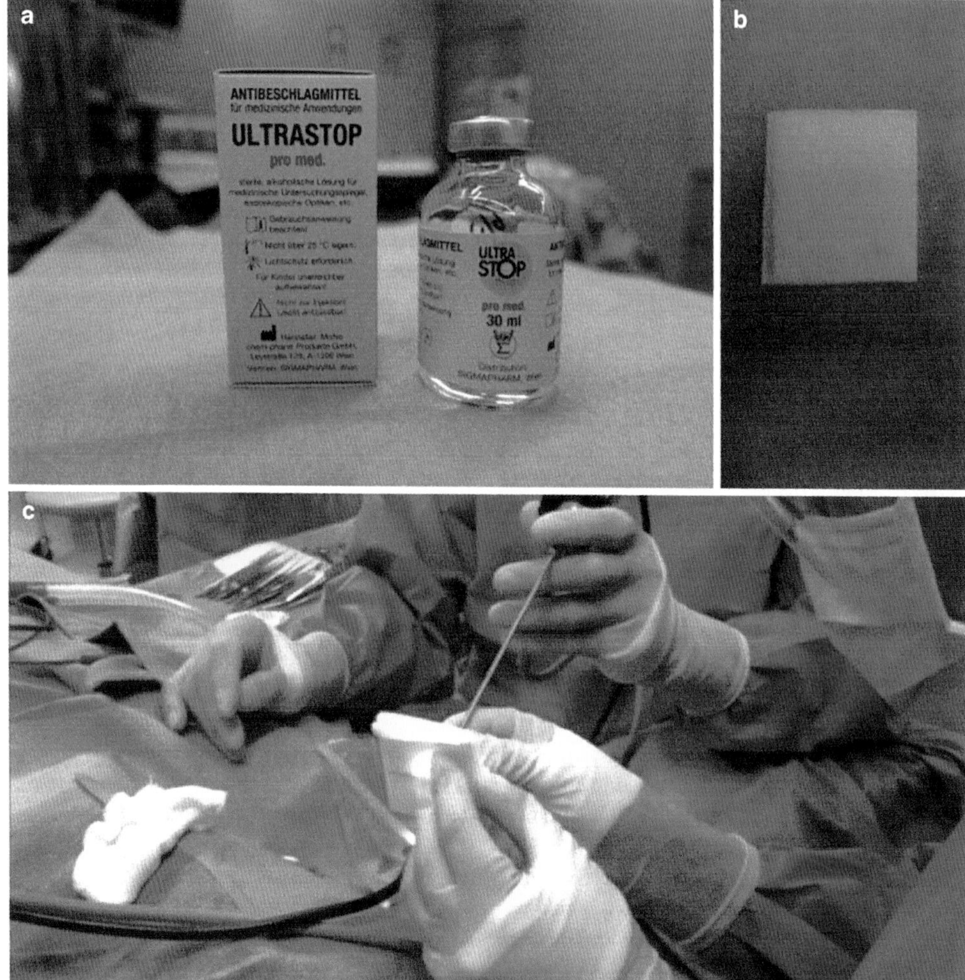

图 3.8　（a）防雾剂（Henke-Sass，Wolf，Tuttlingen，Germany）。（b）防雾垫（Aspen Medical Europe Ltd.，Leicestershire,UK）。（c）术中用防雾垫给内镜镜头除雾

3.2.5　动力设备

动力耳内镜手术由 Sonopet® 超声骨刀和带有弯钻的 Visao® 高速耳钻提供动力。这些器械很容易达到外半规管（LSC）Donaldson 线以上的鼓窦区域，鼓窦的定义在第 2 章中已详细描述（图 3.10）[7]。

3.2.5.1　Sonopet® 超声吸引器

Sonopet® 超声吸引器与超声骨刀（UBC）

这本书提供了一个很好的机会来阐明与 Sonopet® 超声吸引器（Stryker Corporation，Kalamazoo，Michigan，USA）的命名和功能有关

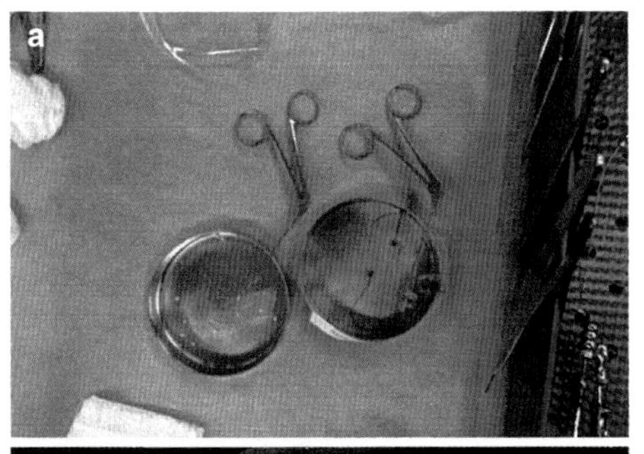

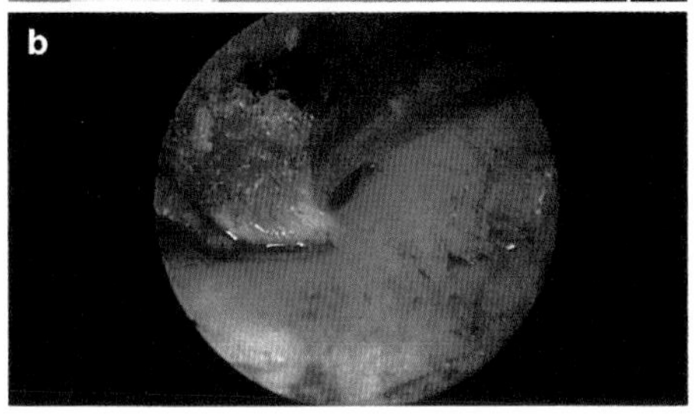

图 3.9　(a)小“手工”棉球(左)和棉片(No. 3 Bemsheet，Kawamoto Corporation，Japan，Osaka)(右)。(b)术中使用棉片

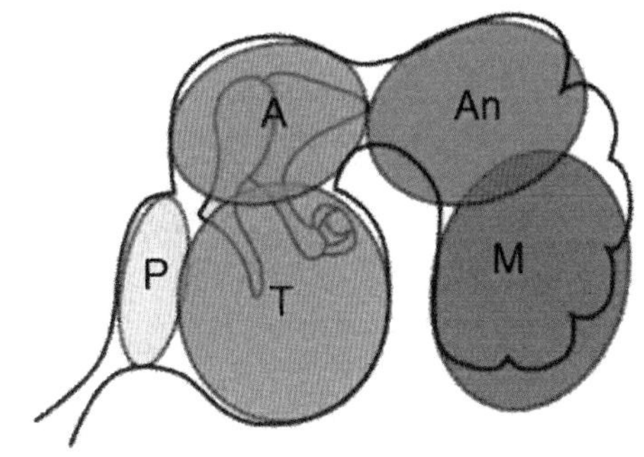

图 3.10　基于中耳胆脂瘤分期和分类的 PTAM 系统，修订了中耳胆脂瘤使用动力耳内镜手术治疗的分期和分类系统。P：前鼓室；T：中鼓室；A：上鼓室；An：鼓窦；M：乳突

的问题，特别是涉及使用和某种程度上“误用”超声骨刀（UBC）这个术语。因其与我们的主题有关，首先有必要绕个圈子，回顾一下超声手术器械的简短历史。最初超声手术器械由 3 个部分组成：控制台、脚控板和不可拆卸刀头的手柄。随着时间的推移，带有不同类型刀头的手柄被设计并用于特定手术。第一代超声手术器械是空泡化超声吸引器。空泡化是一种超声选择性地靶向液体尤其是软组织内液体的现象。最早用于此目的的超声吸引器为空泡化超声手术吸引器或 CUSA，在 20 世纪 70 年代末开始有文献报道[8,9]。因此，超声吸引器最初的设计目的是去除软组织，并进行冲洗和吸引，而不影响骨骼。这种类型的超声吸引器是一种标准的外科手术工具，并广泛应用于神经外科[11]和肾脏外科[12]以切除肿瘤[10]。随着时间的推移，CUSA 成为超声吸引器的同义词，CUSA 经常被用来特指一般的超声吸引器。

然而，在 21 世纪初，一项与超声吸引器一起使用的新技术被开发出来。该技术基于手柄头端超声频率以纵向振动（L 模式）或扭转振动（LT 模式）两种模式工作。与空泡化相反，该技术不会损伤软组织，而是以骨骼等较硬组织为目标，将其乳化并吸走。这种 L/LT 技术最早于 21 世纪初以 Sonopet®Omni 面世，在文献中也被称为超声骨刀（UBC）或 Sonopet® 超声骨刀（model UST-2001 Ultrasonic Surgical

Aspirator,Stryker Corporation, Kalamazoo, Michigan, USA)。而且这种 Sonopet® 在一个手柄中提供 3种功能: 骨切除(代替软组织去除)、冲洗和吸引。21 世纪初期至中期,许多文献使用 UBC 这个名称,并描述了它在神经外科[13]、鼻窦外科[14]、颌面外科[15]和脊柱外科[16]等多个领域中的去骨作用。

由于 Sonopet® 这个词既被用于特指超声吸引器 CUSA,也用于特指刀头无法拆卸的超声骨刀 UBC,因此会产生混淆。Sonopet® 有不同形状的手柄协助手术,术者根据手术部位的不同进行选择,例如直手柄和弯手柄。然而,正是刀头决定了超声吸引器的功能,即 CUSA 使软组织空泡化,而 UBC 使骨组织乳化。

直到 2010 年,Sonopet® 的设计发生了改变,推出了一款通用手柄,可与不同的刀头连接发挥特定的功能。这款通用手柄问世后,笔者就开始使用 Sonopet® 了。笔者早期的文章在介绍动力 TEES 时也使用了“超声骨刮匙”、UBC 和 Sonopet®[17]等名称。然而,由于公司所有权的变化,以前使用的“超声骨刮匙”“UBC”,甚至“Sonopet® UBC”名称,现在被改为 Sonopet® 超声吸引器或简单地称为 Sonopet®。

Sonopet® 超声骨刀在动力耳内镜手术中的应用

早期 Sonopet® 用于 TEES 时,这种传统的用于削骨的 Sonopet® 包括通用角度的手柄 25MA 和 LT 模式 H201 刀头以及 L 模式 H203 刀头,二者均外覆硬质尖端(图 3.4)。仅使用了很短的一段时间,笔者便停用了 H203 刀头,而仅使用 H201 刀头,因为 LT 模式远远优于 L 模式。笔者还发现右手所持的角度 25MA 手柄,很难在左手所持的内镜周围操作。此外,当插入狭窄的外耳道时,原来的刀头显得相当笨重,外耳道中即使 0.1mm 的差异也可以阻碍手术操作。

因此,笔者与 Stryker 公司合作,开发了一种专为动力耳内镜手术设计的新型 Sonopet®。这款专为耳内镜手术设计的 Sonopet® 包括通用 25MS 直手柄和一个新的 H101 刀头,略短于 H201 刀头,覆盖一个薄锥形保护套。虽然 H201 刀头可以安全地在耳内镜手术中使用,但这种新的、特别设计的 H101 刀头针对耳内镜手术进行了优化,并减少了与内镜的意外接触。应该指出的是,虽然直手柄在国际上是通用的,但在本书出版时,H101 刀头只在日本销售(Stryker Japan K.K., Tokyo, Japan)。

因此,这里提到 Sonopet® 时,指的是用于坚硬组织乳化的超声骨刀。在其他文献中,Sonopet® 也可以指用于软组织空化的超声吸引器。

3.2.5.2　带高速弯头钻的 Visao®

Visao® 高速耳钻配有一个弯曲粗砂钻，其尖端直径为 2mm。需要注意的是，“弯曲粗砂钻”中的“弯曲”是指弯曲的不旋转轴。覆盖薄保护套的不旋转轴特别适合于耳内镜手术，因为它可以防止对周围软组织的损伤（图 3.5），而且像其他非动力器械一样，它的弯曲对于耳内镜手术操作是必不可少的。在进行上鼓室切开术或鼓窦切开术时，Visao® 钻头有两种不同的工作方式。第一种是在第 2 章中描述的磨薄位于听骨链和面神经表面的骨板，这块骨板是为了保护听骨链和面神经而制作的，而且这块骨板磨薄后，便于用锤子和骨凿去掉。第二种是磨除上鼓室或鼓窦的锯齿状边缘，以便更好地观察胆脂瘤。

3.3　手术室布局

图 3.11 显示了开展动力耳内镜手术时的手术室布局。这个示意图非常明了，但可能与其他手术布局略有不同 [1,4,18–20]，仍有几点需要强调。首先，扶手对于稳定握内镜的手，防止手臂疲劳和手部震颤是至关重要的。这个扶手有助于确保内镜顺

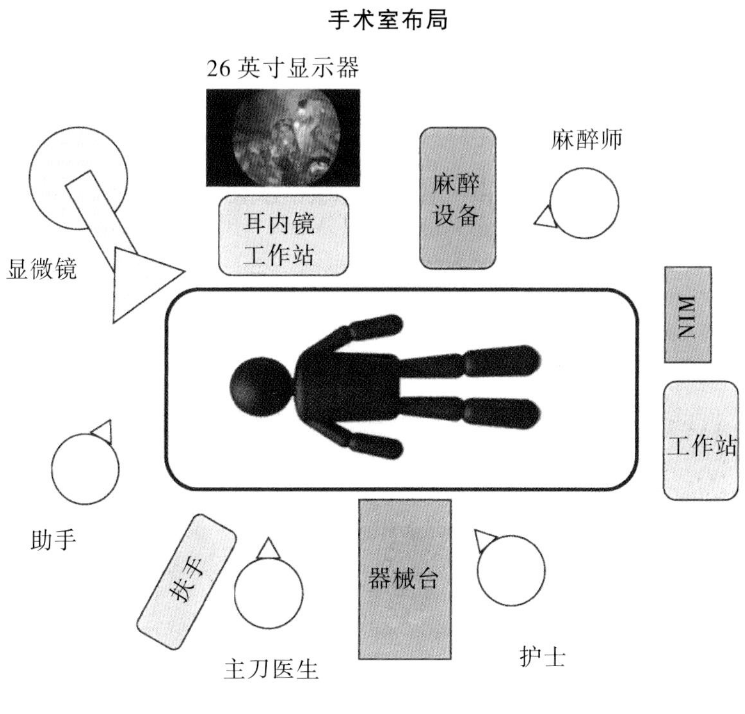

图 3.11　动力 TEES 的手术室布局

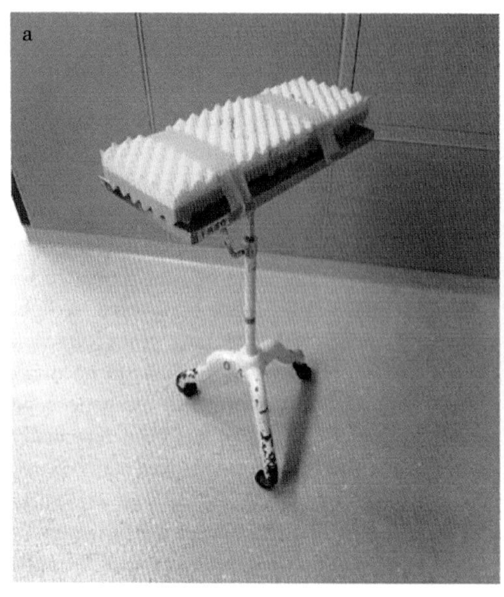

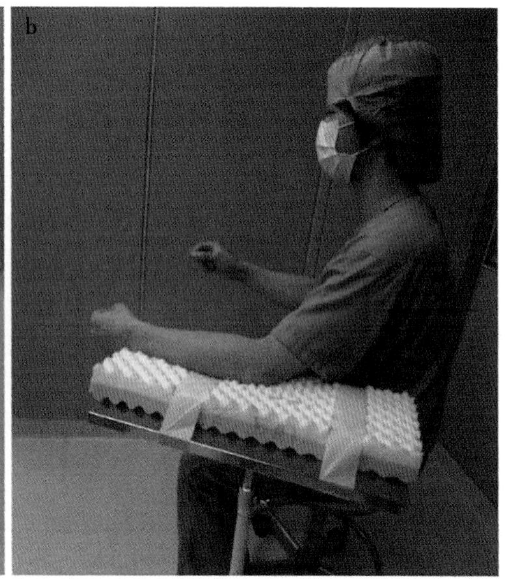

图 3.12 在耳内镜手术时用来稳定手臂的扶手（a，b）

利地进出耳道，而不会因为突然移动导致耳内损伤。笔者制作了自己的扶手，如图 3.12 所示，它由一个可以调整到适当高度的小桌子和一个厚厚的衬垫组成。第二点应该注意的是，显微镜应该总是放在附近，以便可以立即使用。还有一条黄金法则，如果外科医生对继续耳内镜手术有任何疑问，应该即刻转换成显微镜手术。无论采用耳内镜还是显微镜，最终目标都是安全、成功地完成手术。

3.4 患者准备

3.4.1 术前准备

仔细进行患者准备也将有助于成功和安全地完成耳内镜手术。除了对所有接受耳外科手术的患者进行常规准备外，笔者还对外耳道进行术前准备，可分为外部和内部步骤。图 3.13 显示了如何将耳屏向前方缝拉并将其对侧粘至后上方向使外耳道取直。准备外耳道，是通过插入内镜，用剪刀沿着外耳道的长轴修剪耳毛，并清除所有耵聍和污垢。外耳道的准备非常重要，因为其有助于减少手术中需要

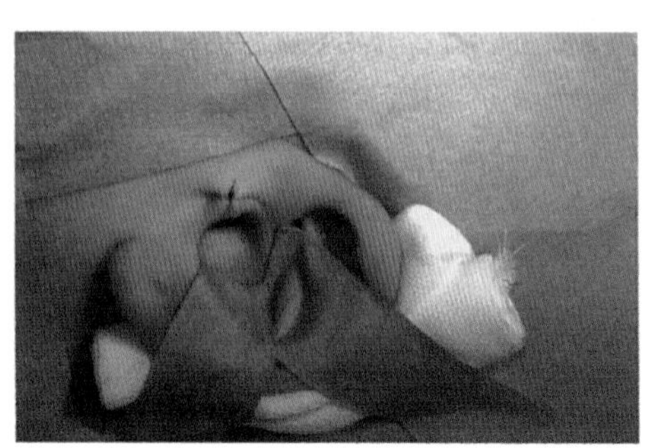

图 3.13 将耳屏向前方缝拉并将其对侧粘至后上方向使外耳道取直

清洗内镜的次数。术前准备也是新手适应在外耳道内使用内镜操作的第一步。

3.4.2　儿童患者的注意事项

如前所述，动力耳内镜手术可以安全地用于儿童患者，术前准备与成人患者基本相同。

3.5　安全问题

任何在中耳内进行的手术都需要特别注意安全。有许多与安全相关的问题需要注意，如面神经或内耳受到光源的热损伤，以及如何在最佳设置下使用动力设备进行骨切除而避免内耳损伤。最初对无动力耳内镜手术的安全担忧主要集中在内镜光源在中耳内产生的热量上。这里需要指出的是，非动力耳内镜手术已经被成功且安全地使用了近 20 年[18-20]。然而，在中耳内引入动力设备所带来的额外的安全问题必须予以解决，包括正确处理 Sonopet®，以及在外耳道中使用动力设备所产生的颅骨振动。

3.5.1　正确使用 Sonopet®

正确使用 Sonopet® 不仅对患者的安全很重要，而且对内镜本身的安全也很重要。对患者的安全保证主要是小心确保 Sonopet® 不会离周围组织太近，不会因抽吸功能而损伤组织。内镜的主要问题是要避免内镜与 Sonopet® 相互接触。Sonopet® 不慎与内镜接触会损坏镜头而无法修复，这将导致一个昂贵的手术损耗。确保内镜不受损伤的最佳方法是，在使用 Sonopet® 和内镜一起工作时，确保始终能看到 Sonopet® 的黑色保护套。换言之，内镜要远离 Sonopet® 的工作范围。

3.5.2　光源产生的热量

术中的主要顾虑是光源产生的热量在中耳可能造成组织的热损伤。需要注意的是，虽然通过 Sonopet® 的冲洗，在动力耳内镜手术中内镜会得到一定程度的冷却，但光源产生的热量问题仍然不能忽视。一个自然产生热量的光源被连接在内镜上，热量可以传导到内镜本身。耳内镜手术已经安全地开展了很多年，笔者所在团队和其他团队[2,21,22]已经制订了正确使用内镜的指南，选择最佳的光源类型及最佳设置，防止组织热损伤。

在耳内镜手术中，防止组织热损伤的第一项也是最重要的准则是确保内镜不会接触到外耳道内的组织。此外，应定期抽出内镜以使热量消散。Mitchell 和 Coulson 建议至少每 5min 抽出一次内镜，持续至少 88s[23]。MacKeith 等人研究了内镜传热的 3 个部分：前端、轴和光束（距前端 5mm 距离的光束）[21]。他们发现在“标准 Storz 光源”下，无论大小和角度如何，内镜的前端仍是产生热量最多的地方。他们的发现强调了不允许内镜前端直接接触组织的重要性。

笔者的研究着眼于光源的类型和设置[2]。笔者使用了颞骨的 3D 打印模型，分别在使用 2.7mm 和 4.0mm 的 0° 和 30° 的内镜时连接氙灯或 LED 光源，测量了中耳内鼓岬、面神经和外半规管 3 个位置的温度变化。图 3.14 显示了研究结果，只要不超过标准设置，氙灯和 LED 光源可以安全使用。这些标准设置为：当使用 4.0mm 内镜时，不超过氙灯光源最高能量的 30% 以及 LED 光源最高能量的 40%。然而笔者自己经常使用并推荐 2.7mm 的内镜连接到输出 40% 最高能量的 LED 光源上。

3.5.3 与动力耳内镜手术相关的颅骨振动

耳科钻已经在耳科手术中应用了很长时间，在正常使用中不会造成听力损害[24]。然而，在中耳内使用 Sonopet® 超声骨刀自然会引起人们对它与传统钻头相比有何差异的疑问。与传统钻头相比，Sonopet® 超声骨刀的一个主要问题是其产生的颅骨振动是否在内耳的安全范围内。笔者进行了一项研究，将传统

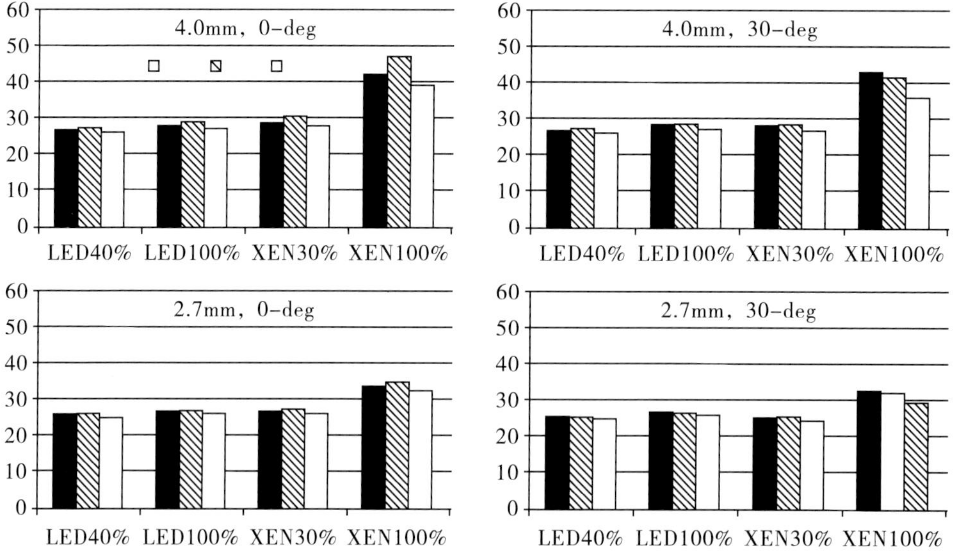

图 3.14 中耳内 3 个热电偶的最高温度。当使用 XEN 光源设定在 30% 的产出和 LED 光源时，中耳腔内的最高温度不到 31℃。当使用 4.0mm 内镜，XEN 光源设置在 100% 时，在鼓岬和面神经温度超过 40℃。XEN：氙灯；LED：发光二极管

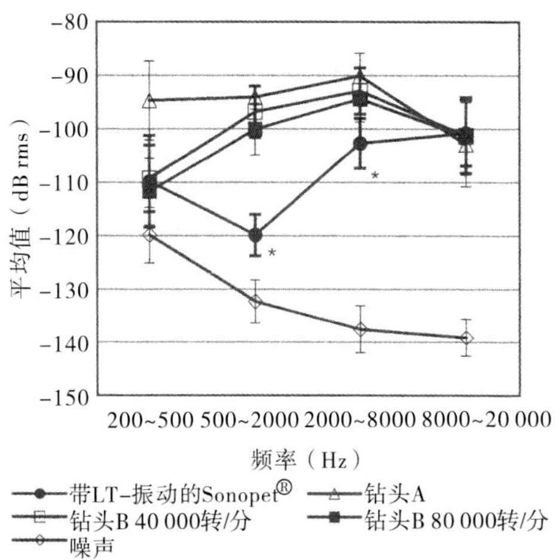

图 3.15　钻头 A、钻头 B、Sonopet® LT 和背景噪声在 4 个频段内的颅骨振动平均值

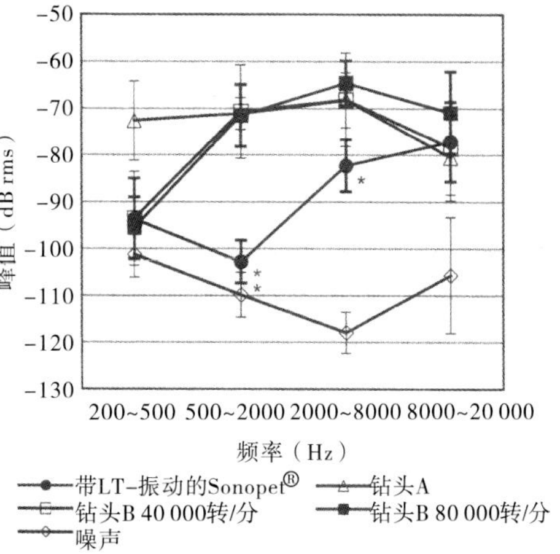

图 3.16　钻头 A、钻头 B、Sonopet® LT 和背景噪声在 4 个频段内的颅骨振动峰值

钻头产生的颅骨振动与 Sonopet® 超声骨刀[25]进行了比较。该研究比较了常规显微镜下经骨皮质乳突切除术中 Sonopet® 超声骨刀与两种常规钻头产生的振动：将 Osteon 钻头（Zimmer, Warsaw, Indiana, USA）命名为钻头 A，将 Visao® 高速耳钻命名为钻头 B，这是笔者常用的弯钻。在乳突切除术中，将聚乙二烯二氟化物（PVDF）薄膜贴在前额，测量使用 Sonopet® 和两种类型的常规高速钻头所产生的颅骨振动。PVDF 是一种压电材料，电荷在 PVDF 薄膜中积累，以反映所施加的机械应力。

图 3.15 显示了 4 个频率的颅骨振动平均值和背景噪声水平。在 500~2000Hz 和 2000~8000Hz 的频段内，Sonopet® LT- 振动的平均值低于转速为 40 000 转 / 分的钻头 B。Sonopet® LT- 振动所引起的颅骨振动高峰值明显低于钻头 B 以 40 000 转 / 分的转速在 500~2000Hz 和以 80 000 转 / 分的转速在 500~2000Hz、2000~8000Hz 的数值（P 均正常大小 <0.05）（图 3.16）。在 500Hz 以下或 8000Hz 以上，这 3 种设备所产生的颅骨振动没有显著差异。

3.6　结　论

只要充分地准备，细致地练习和操作，就可以安全地进行耳内镜手术。动力设备为中耳手术提供了一种前所未有的微创方式。

参考文献

[1] Pothier DD. Introducing endoscopic ear surgery into practice. Otolaryngol Clin N Am,2013,46(2):245–255.

[2] Ito T, Kubota T, Takagi A, et al. Safety of heat generated by endoscope light sources in simulated transcanal endoscopic ear surgery. Auris Nasus Larynx,2016,43:501–506.

[3] Ito T. Transcanal endoscopic ear surgery for pediatric population with a narrow external auditory canal. Presented at the 10th International Conference in Cholesteatoma and Ear Surgery. Edinburgh, UK, March 5–8, 2016.

[4] Pollack N. Principles of endoscopic ear surgery//Pollack N, editor. Endoscopic ear surgery. 1st ed. San Diego: Plural Publishing,2014:1–18.

[5] Wootton C. A practical guide to video and audio compression: from sprockets and rasters to macroblocks. 1st ed. Burlington: Elsevier,2005:137–138.

[6] Nomura K, Oshima H, Yamauchi D, et al. Ototoxic effect of Ultrastop antifog solution applied to the guinea pig middle ear. Otolaryngol Head Neck Surg,2014,151(5):840–844.

[7] Tono T, Sakagami M, Kojima H, et al. Staging and classification criteria for middle ear cholesteatoma proposed by the Japan Otological Society. Auris Nasus Larynx,2017,44(2):135–140.

[8] Williams JW, Hodgson WJ. Histologic evaluation of tissues sectioned by ultrasonically powered instruments (a preliminary report). Mt Sinai J Med,1979,46(2):105–106.

[9] Hodgson WJ, Poddar PK, Mencer EJ, et al. Evaluation of ultrasonically powered instruments in the laboratory and in the clinical setting. Am J Gastroenterol,1979,72(2):133–140.

[10] Epstein F. The cavitron ultrasonic aspirator in tumor surgery. Clin Neurosurg,1984,31:497–505.

[11] Brock M, Ingwersen I, Roggendorf W. Ultrasonic aspiration in neurosurgery. Neurosurg Rev,1984,7:173–177.

[12] Chopp RT, Shah BB, Addonizio JC. Use of ultrasonic surgical aspirator in renal surgery. Urology,1983,12:157–159.

[13] Hadeishi H, Suzuki A, Yasui N, et al. Anterior clinoidectomy and opening of the internal auditory canal using an ultrasonic bone curette. Neurosurgery,2003,52:867–870.

[14] Pagella F, Giourgos G, Matti E, et al. Removal of a fronto-ethmoidal osteoma using the sonopet omni ultrasonic bone curette: first impressions. Laryngoscope,2008,118:307–309.

[15] Ueki K, Nakagawa K, Marukawa K, et al. Le Fort I osteotomy using an ultrasonic bone curette to fracture the pterygoid plates. J Craniomaxillofac Surg,2004,32:381–386.

[16] Nakagawa H, Kim SD, Mizuno J, et al. Technical advantages of an ultrasonic bone curette in spinal surgery. J Neurosurg Spine,2005,2:431–435.

[17] Kakehata S, Watanabe T, Ito T, et al. Extension of indications for transcanal endoscopic ear surgery using an ultrasonic bone curette for cholesteatomas. Otol Neurotol, 2014,35:101–107.

[18] Tarabichi M. Endoscopic management of acquired cholesteatoma. Am J Otol,1997,18:544–549.

[19] Presutti L, Marchioni D, Mattioli F, et al. Endoscopic management of acquired cholesteatoma: our experience. J Otolaryngol Head Neck Surg,2008,37:481–487.

[20] Marchioni D, Mattioli F, Alicandri-Ciufelli M, et al. Transcanal endoscopic approach to the sinus tympani:a clinical report. Otol Neurotol,2009,30:758–765.
[21] MacKeith SA, Frampton S, Pothier DD. Thermal properties of operative endoscopes used in otorhinolaryngology. J Laryngol Otol,2008,122:711–714.
[22] Kozin ED, Lehmann A, Carter M, et al. Thermal effects of endoscopy in a human temporal bone model: Implications for endoscopic ear surgery. Laryngoscope,2014,124:E332–E339.
[23] Mitchell S, Coulson C. Endoscopic ear surgery: a hot topic? J Laryngol Otol,2017,131(2):117–122.
[24] Ito T, Mochizuki H, Watanabe T, et al. Safety of ultrasonic bone curette in ear surgery by measuring skull bone vibrations. Otol Neurotol,2014,35:e135–e139.
[25] Ito T, Kubota T, Furukawa T, et al. The role of powered surgical instruments in ear surgery: an acoustical blessing or a curse? Appl Sci,2019,9:765.

第4章 经耳内镜切除侵犯鼓窦的上鼓室胆脂瘤的手术范围

Suetaka Nishiike, Takao Imai, Kazuo Oshima, Satoru Uetsuka

4.1 引言

随着新仪器、新设备的发展以及文献中新的耳内镜技术的涌现，经外耳道耳内镜手术（TEES）用于胆脂瘤微创手术治疗不断取得突破[1-4]。20世纪90年代末，耳内镜手术最早应用于临床，手术范围仅限于上鼓室区域，并不涉及乳突[3]。虽然经耳道或经乳突骨皮质均可切开乳突，但在显微镜下有限的手术视野需要术者行耳内或耳后切口。

笔者所在医院努力克服乳突的限制并尝试在耳内镜下切除乳突胆脂瘤，并在耳内镜手术的技术和设备方面取得了进步，促使了该目标的完成。现在，大多数的胆脂瘤，包括侵犯到乳突的胆脂瘤，均通过耳内镜手术完成[4]。与显微镜下经外耳道切开乳突相比，耳内镜下经耳道乳突切开术耳道切除的范围更小（图4.1）。而且，后者仅需一个小的耳道内切口，避免了大的耳后切口，可使患者受益[3-6]。

笔者发明的方法是在同一解剖

S. Nishiike (✉) · T. Imai · K. Oshima · S. Uetsuka
Department of Otorhinolaryngology - Head and Neck Surgery, Osaka Rosai Hospital, Osaka, Japan
e-mail: snishiike@osakah.johas.go.jp

S. Kakehata et al. (eds.), *Innovations in Endoscopic Ear Surgery*,
https://doi.org/10.1007/978-981-13-7932-1_4

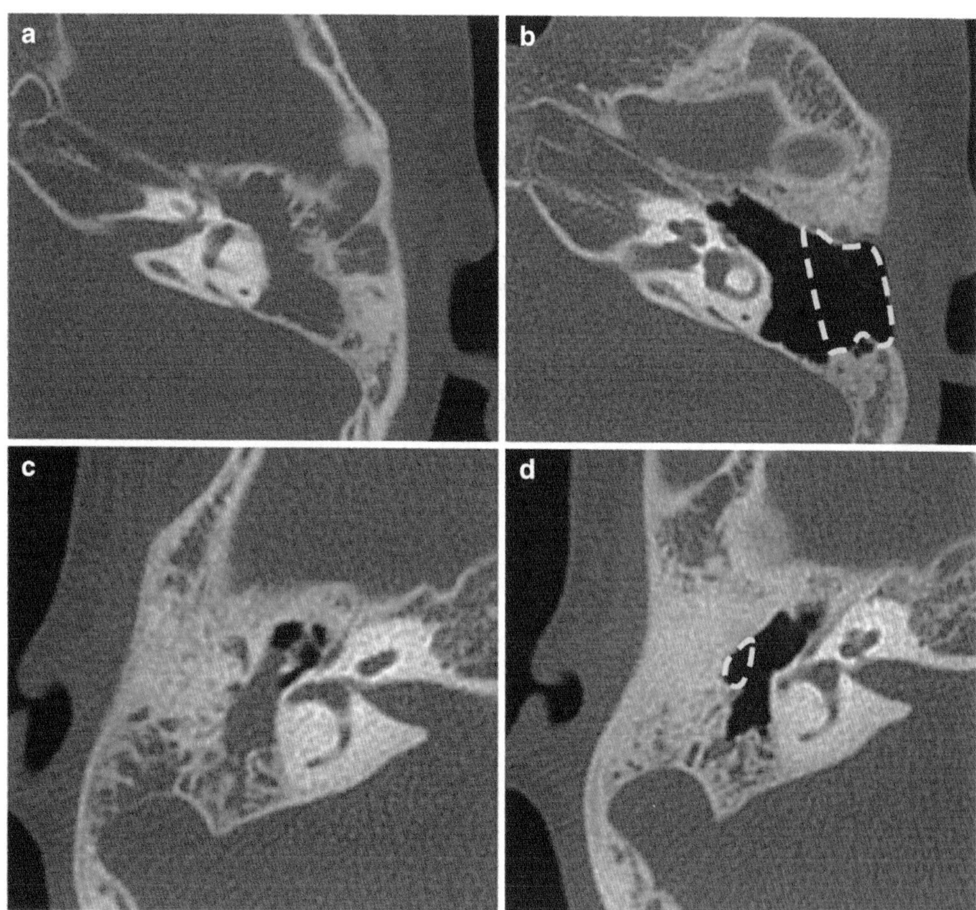

图 4.1　显微镜手术切除的左耳典型胆脂瘤术前（a）和术后（b）轴位 CT 图像。耳内镜手术切除的左耳典型胆脂瘤术前（c）和术后（d）轴位 CT 图像。骨切除范围以虚线圈出。与显微镜手术相比，耳内镜下骨切除范围更小

区域将耳内镜手术动力系统（第 2 章）与水下耳内镜技术（第 7 章）相结合。笔者称之为内镜水下乳突切开术（EHM）。其特色为笔者常规使用 Visao® 高速耳钻（Medtronic Inc., Minneapolis, Minnesota, USA）和粗精钢砂弯钻头，而并非使用超声骨刀。但这种电钻并不能同时提供盐水盥洗，使得在行乳突切开时不得不处理骨屑，以防止污染视野（图 4.2）。为解决这个问题，笔者所在单位才用了 Yamauchi[7] 报道的水下技术行乳突切开（图 4.2）。根据胆脂瘤的范围，进一步切除盾板和耳道后壁。

4.2　背　景

如上所述，耳内镜手术治疗侵

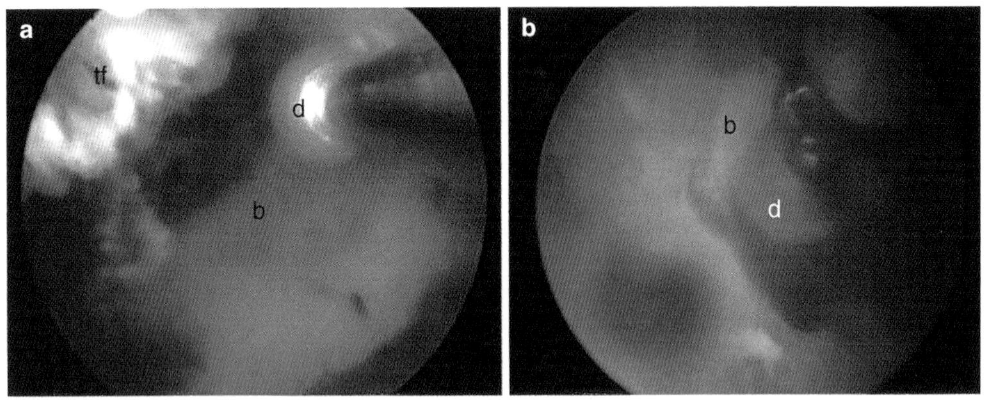

图 4.2　内镜水下乳突切开术（EHM；a）与缺少盐水盥洗的内镜乳突切开术（b）。（a）一例典型的胆脂瘤手术中，水下乳突切开可以冲洗出骨屑和血渍，使得术野更加清晰。（b）另一例胆脂瘤手术中，因为缺少盐水盥洗，内镜下视野模糊。b：骨质；d：钻头；tf：耳道鼓膜瓣

犯乳突腔的胆脂瘤存在争议，一般认为耳内镜下经耳道切开乳突存在技术难度。但是，Tarabichi 发明了这种新的手术方法治疗胆脂瘤[8]，开创了耳内镜胆脂瘤手术的新纪元。因为胆脂瘤主要位于鼓室，而且耳道可以作为胆脂瘤手术的入口，他认为采用耳内镜手术极具优势。即使乳突被侵犯，向上及向后磨除外耳道即可到达乳突腔。

随着耳内镜下掀鼓耳道皮瓣、耳甲腔或耳廓软骨重建盾板等手术技术的改进和超声骨刀、弯钻等新设备的使用，TEES 的适应证正在不断被拓宽[1-5,8-10]。

4.3　设　备

笔者使用的是直径 2.7mm、长度 18cm 的 0°、30° 和 70° 耳内镜（Karl Storz SE & Co. KG, Tuttlingen, Germany）[4]。照明来自发光二极管（Power LED 175，Karl Storz SE & Co. KG，Tuttlingen，Germany），并通过 180cm 长的纤维导光束（495 NL，Karl Storz SE & Co. KG，Tuttlingen，Germany）传输至耳内镜。通过高清摄像头（IMAGE 1 H3-Z，Karl Storz SE & Co. KG，Tuttlingen，Germany）和 26 英寸的广角显示器可获得高清图像（Wide View，Karl Storz SE & Co. KG，Tuttlingen，Germany）。

EHM 采用 0° 或 30° 耳内镜，连接于 Visao® 高速耳钻的直径 2mm 或 3mm 的弯头粗精钢砂钻以及与内镜直径匹配的冲洗镜鞘（Endo-Scrub，Medtronic Inc.，Minneapolis，Minnesota，USA）。助手通过连接

于集成控制台（IPC system，Medtronic Inc.，Minneapolis，Minnesota，USA）的脚踏控制盐水盥洗。

手术室应该常备显微镜以防止耳内镜手术无法完全切除肿瘤，此时有必要改为显微镜下手术。

4.4　适应证与禁忌证

根据患者术前的 CT 及 MRI 结果选择合适的手术方法清除胆脂瘤，包括耳内镜手术、显微镜下完壁式乳突根治手术或显微镜下开放式乳突根治术（图 4.3）。笔者在此列出通过耳内镜切除侵犯乳突的中鼓室或上鼓室胆脂瘤的手术步骤（图 4.3、图 4.4）[4,11]。

当患者的乳突腔气化良好且胆脂瘤广泛侵犯，或外耳道已被胆脂瘤破坏时，不适合行耳内镜手术。

4.5　手术步骤

整个手术步骤描述如下，包括起始阶段乳突切开术的准备，EHM 阶段行乳突切开术，最后阶段术腔关闭和手术结束。

4.5.1　起始阶段

手术在全身麻醉下进行。不足 1mL 的混有 1 ：100 000 盐酸肾上腺素的 1% 利多卡因溶液于外耳道后壁局部注射以减少耳道皮肤和鼓膜的出血（图 4.4）。操作时应避免形成血肿或血泡而影响愈合以及术中遮挡鼓膜。耳内镜下距鼓膜 15~20mm，在耳道 10 点至 6 点位置（左耳）或 6 点至 2 点位置（右耳）行弧形切口（图 4.5）。

随后掀起耳道鼓膜瓣（图 4.5）。使用肾上腺素棉片有助于止血并推进皮瓣。然后自鼓沟掀起纤维鼓环。明确胆脂瘤与耳道鼓膜瓣的关系并将之与皮瓣分离（图 4.6）。将皮瓣推向前下方，暴露鼓索神经及砧骨长脚。利用骨凿（图 4.6）、刮匙和高速弯精钢钻切除盾板。

4.5.2　内镜水下乳突切开术（EHM）阶段

Yamauchi 首次报道了水下耳内镜手术的优势 [7]。笔者将这一技术应用于乳突切开术（图 4.2）。笔者将耳内镜连接大小合适的冲洗镜套并利用集成控制台调控盐水盥洗。这种方法可以冲走骨屑和出血，乳突切开时术野更加清晰。术中通过脚踏可以轻松地控制盐水灌流。但是，连接镜鞘会增加内镜的直径，在狭窄的耳道手术操作时更加困难。因此，首先使用骨凿和刮匙切除盾板和耳道上壁或后壁的骨质以获得足够的空间（图 4.6），再行 EHM。

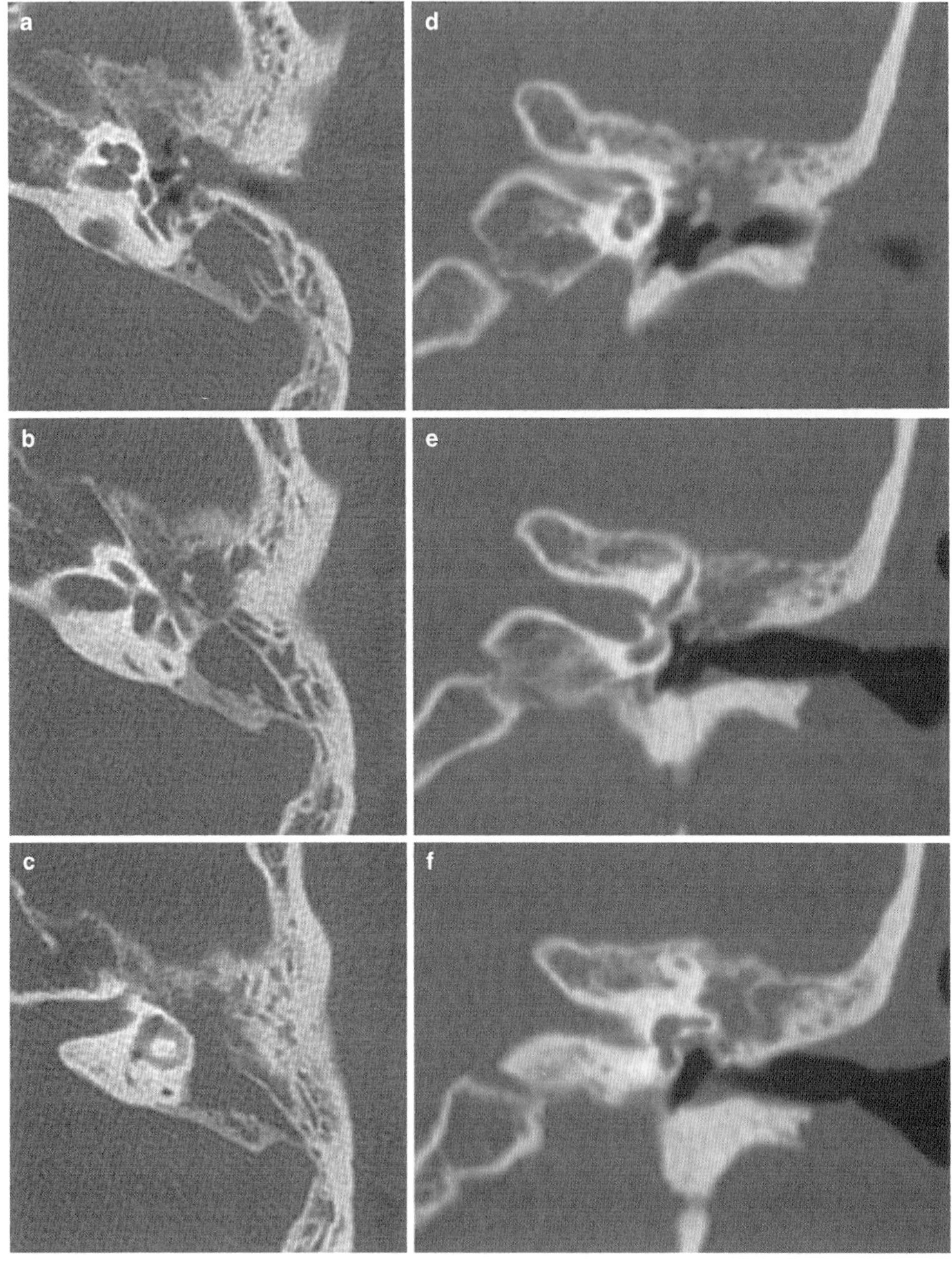

图 4.3 一例典型的左耳上鼓室胆脂瘤侵犯乳突腔。轴位 CT 自下向上排列（a~c）和冠状位 CT 自前向后排列（d~f）。该患者并发严重的耐甲氧西林金黄色葡萄球菌感染。胆脂瘤位于上鼓室及乳突

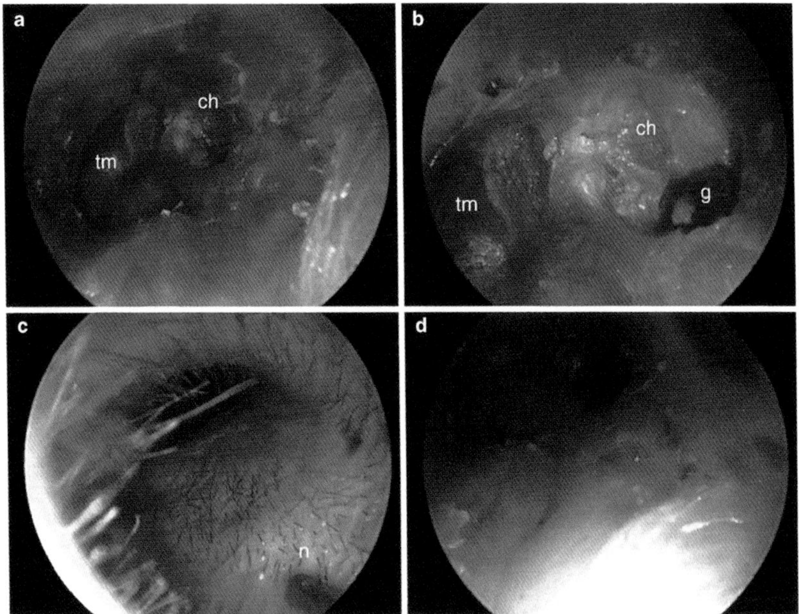

图 4.4　如图 4.3 所示的同一例患者。（a）左耳上鼓室胆脂瘤并发严重的耐甲氧西林金黄色葡萄球菌感染。（b）上鼓室可见嗜血肉芽肿。（c）经耳道后壁进针，注射不足 1mL 的混有 1 ：100 000 盐酸肾上腺素的 1% 利多卡因溶液。（d）耳道皮肤变白。ch：胆脂瘤；g：肉芽；n：针头；tm：鼓膜

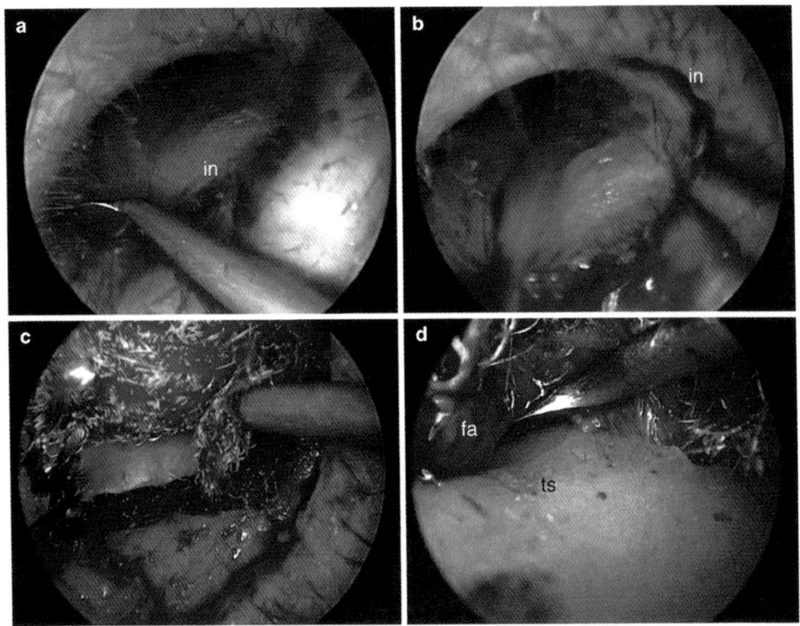

图 4.5　（a）使用圆刀在距鼓膜 15mm 处行弧形切口。（b）切口向前上延伸至 10 点位置更易于切除胆脂瘤。（c）利用肾上腺素棉片掀起耳道鼓膜瓣。（d）使用剥离子自鼓沟掀起鼓环。fa：纤维鼓环；in：切口

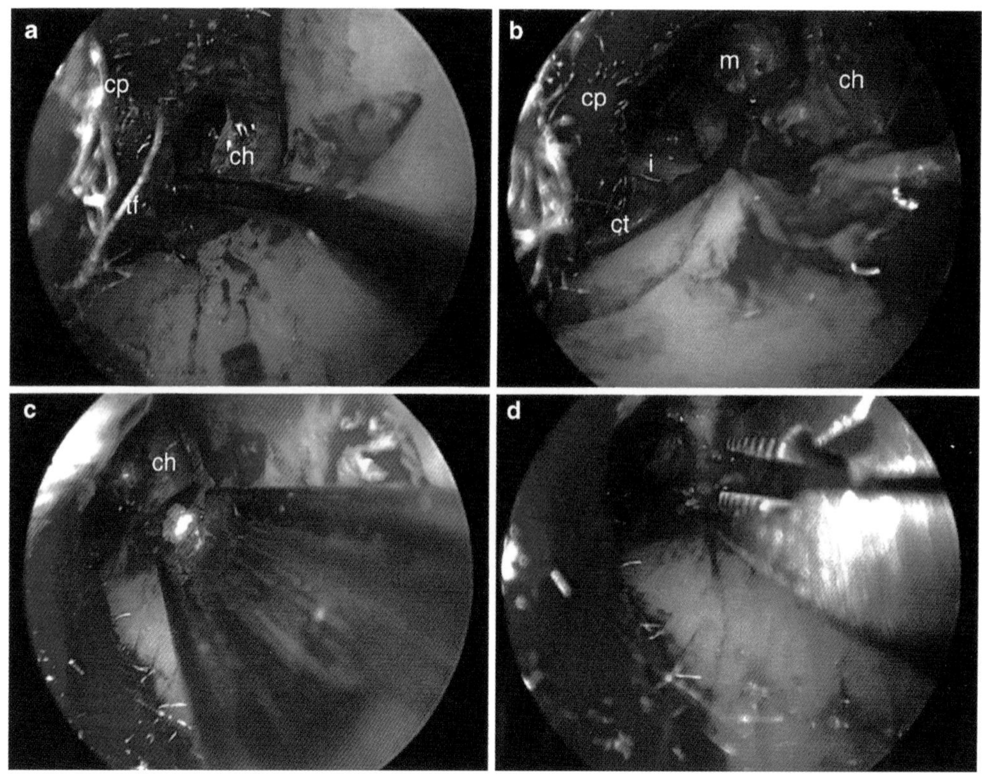

图 4.6 （a）胆脂瘤与耳道鼓膜瓣分离。（b）向前下充分分离皮瓣，显露鼓索神经和砧骨长脚。（c）利用骨凿切除盾板。（d）利用显微钳去除骨片。ch：胆脂瘤；cp：棉片；ct：鼓索神经；i：砧骨；m：锤骨外侧突；tf：耳道鼓膜瓣

4.5.3 最后阶段

当切除乳突腔胆脂瘤时，切除盾板及耳道后壁直到明确乳突内胆脂瘤的范围（图 4.7）。然后自下向上切除胆脂瘤（图 4.7~4.9）。做 1~2cm 的耳后切口取结缔组织修补鼓膜，取耳廓软骨重建耳道或听骨链。

如果没有计划行二期探查手术，可以一期重建听骨链。也可在一期手术后 1 年再行二期探查手术并重建听力。一般情况下，二期探查手术的范围是由胆脂瘤的性质和范围决定的。在利用软骨重建切除的耳道之前（图 4.10），首先根据耳道缺损的大小制作纸质模板，然后以模板的形状为参考修剪软骨做移植用，将其覆盖于耳道缺损部[4]。最后，耳道依次填塞吸收性明胶海绵和膨胀海绵（Medtronic Inc., Minneapolis, MN, USA）（图 4.11）。

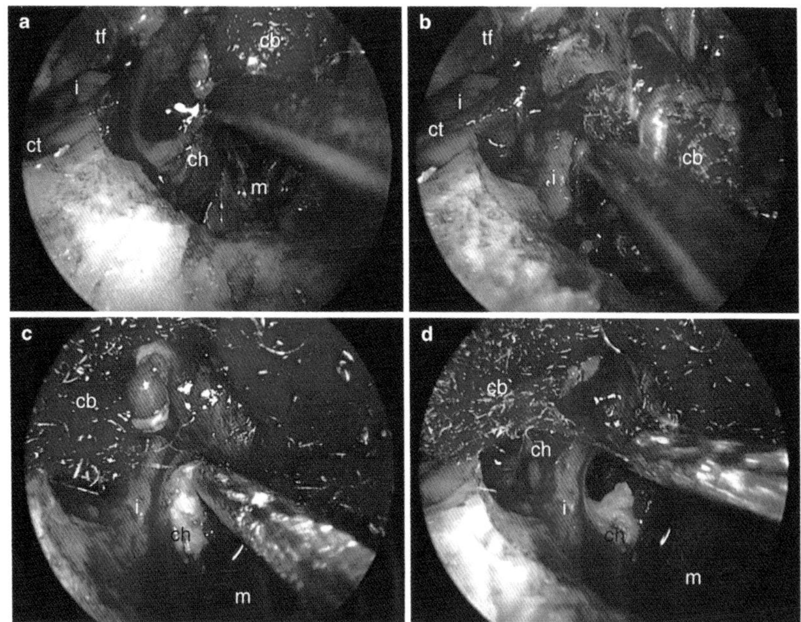

图 4.7　（a）确认乳突腔内胆脂瘤的远端。（b）将胆脂瘤与乳突及砧骨分离。（c）胆脂瘤破坏砧骨体。（d）胆脂瘤侵及砧骨内侧，去除砧骨及锤骨头后完整切除胆脂瘤。cb：棉球；ch：胆脂瘤；ct：鼓索神经；tf：耳道鼓膜瓣

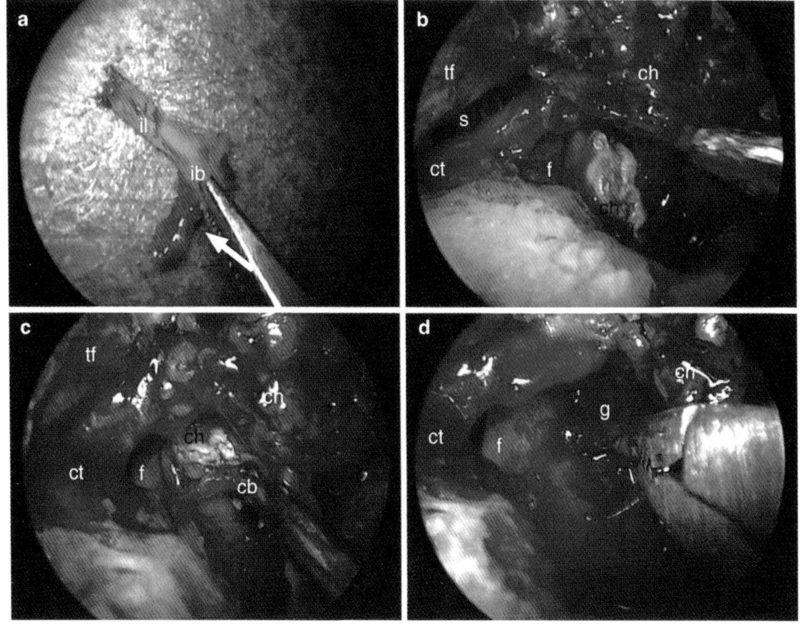

图 4.8　（a）去除的砧骨，砧骨体的侧面被侵蚀（箭头）。（b）胆脂瘤紧贴面神经。（c）使用棉球将胆脂瘤与面神经分离。（d）面神经表面的肉芽被一并切除。面神经骨管缺损，神经暴露。cb：棉球；ch：胆脂瘤；ct：鼓索神经；g：肉芽组织；ib：砧骨体；il：砧骨长脚；s：镫骨；tf：耳道鼓膜瓣

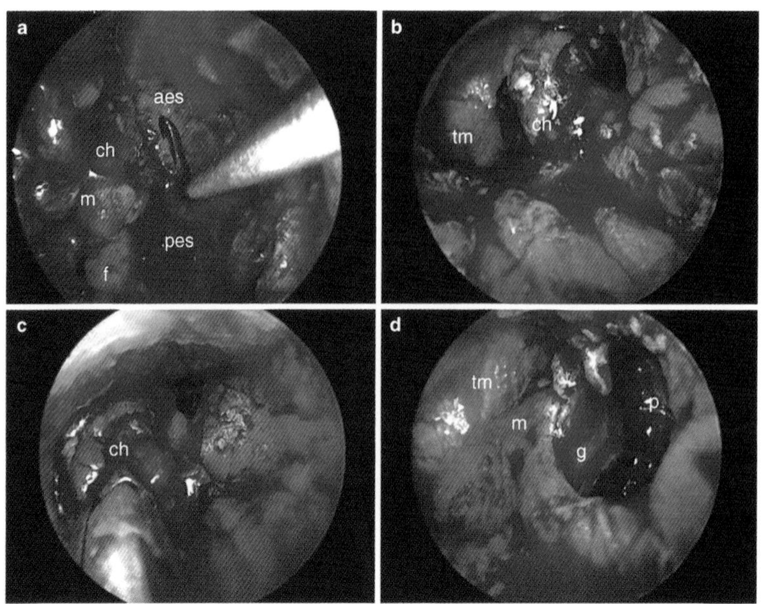

图4.9 （a）从前上鼓室切除胆脂瘤。（b）复原耳道鼓膜瓣，切除的胆脂瘤聚集于耳道皮肤的内侧。（c）经耳道皮肤清理胆脂瘤。（d）胆脂瘤清理后可见松弛部穿孔。aes：前上鼓室；ch：胆脂瘤；f：面神经；g：肉芽组织；m：锤骨；p：松弛部穿孔；pes：后上鼓室；tm：鼓膜

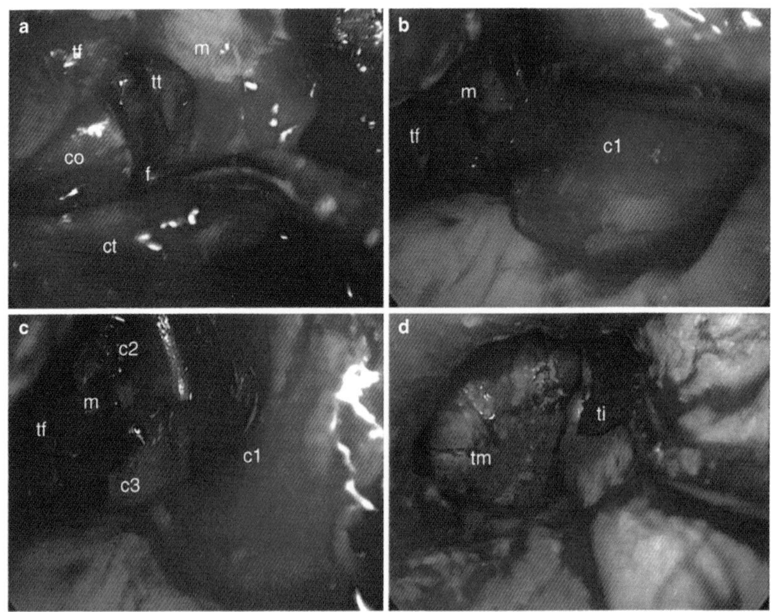

图4.10 （a）双层耳廓软骨重叠成柱状，置于鼓膜和镫骨头之间。（b）首先利用一大片软骨覆盖耳道骨质缺损。（c）两小片软骨覆盖第一片软骨的不足处。（d）复原耳道鼓膜瓣，为防止松弛部内陷，在c图所示的紧密连接的软骨片表面贴补结缔组织。c1：第一片软骨；c2：第二片软骨；c3：第三片软骨；co：小柱；ct：鼓索神经；f：面神经；m：锤骨；tf：耳道鼓膜瓣；ti：结缔组织；tm：鼓膜；tt：鼓膜张肌腱

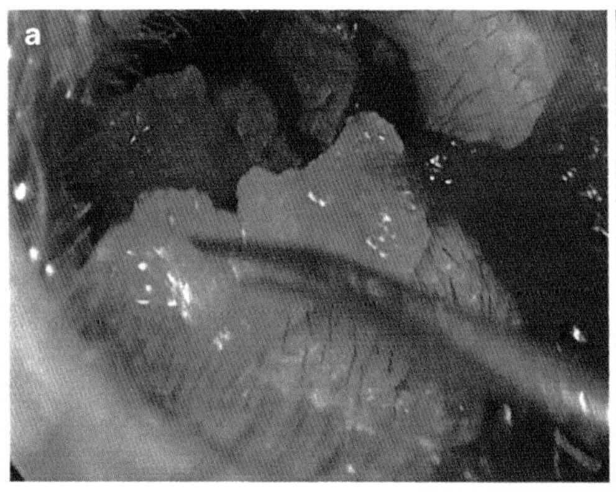

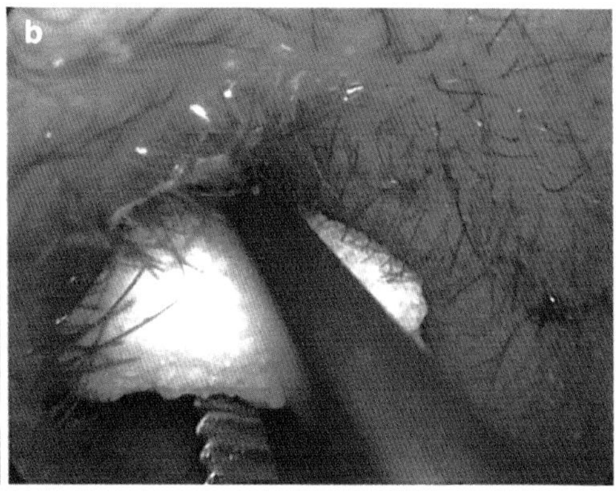

图 4.11　最后，耳道内先用吸收性明胶海绵（a），再用膨胀海绵填塞（b）

4.6　切除范围

在既往的一项研究中，耳道缺损的最大面积为 68.4mm²，最小面积为 14.7mm²，中位面积 37.3mm² [4]。最大缺损区域的最长径为 15.9mm，最短径和中位长度分别为 5.1mm 和 8.7mm。与显微镜手术相比，耳内镜下胆脂瘤切除术耳道切除的范围更小。胆脂瘤越大，切除的范围随着胆脂瘤体积的增加而增大。

4.7　并发症

笔者治疗过的患者无严重的术中及术后并发症，如迷路炎、眩晕、脑脊液漏或面瘫。

4.8　术后护理

所有患者迅速康复，术后的护理与其他耳内镜手术类似。

4.9　结　论

内镜水下乳突切开术（EHM）可增加术野清晰度。结合该技术，多数侵犯乳突的胆脂瘤可以在耳内镜下手术切除。与显微镜手术相比，耳内镜下胆脂瘤切除术耳道切除的范围更小。而且，耳内镜手术创伤小，有利于胆脂瘤患者恢复。

参考文献

[1] Migirov L, Shapira Y, Horowitz Z, et al. Exclusive endoscopic ear surgery for acquired cholesteatoma:preliminary results. Otol Neurotol, 2011, 32(3): 433–436.https://doi.org/10.1097/MAO.0b013e3182096b39.

[2] Kakehata S, Watanabe T, Ito T, et al. Extension of indications for transcanal endoscopic ear surgery using an ultrasonic bone curette for cholesteatomas. Otol Neurotol, 2014,35(1):101–107. https://doi.org/10.1097/MAO.0b013e3182a446bc.

[3] Tarabichi M. Endoscopic management of acquiredcholesteatoma. Am J Otol,1997,18(5):544–549.

[4] Imai T, Nishiike S, Oshima K, et al. The resectedarea of the posterior wall of the external auditory canal during transcanal endoscopic ear surgery for cholesteatoma. Auris Nasus Larynx,2017,44(2):141–146. https://doi.org/10.1016/j.anl.

[5] Migirov L, Yakirevitch A, Wolf M. The utility of minimally invasive transcanal endoscopic approach for removal of residual/recurrent cholesteatoma:preliminary results. Eur Arch Otorhinolaryngol, 2015, 272(11): 3241–3246.https://doi.org/10.1007/s00405-014-3402-y.

[6] Tarabichi M. Endoscopic transcanal middle ear surgery. Indian J Otolaryngol Head Neck Surg,2010,62(1):6–24. https://doi.org/10.1007/s12070-010-0007-7.

[7] Yamauchi D, Yamazaki M, Ohta J, et al. Closure technique for labyrinthine fistula by “underwater” endoscopic ear surgery. Laryngoscope, 2014,124(11):2616–2618. https://doi.org/10.1002/lary.24785.

[8] Tarabichi M. Transcanal endoscopic management of cholesteatoma. Otol Neurotol,2010,31(4):580–588.https://doi.org/10.1097/MAO.0b013e3181db72f8.

[9] Dedmon MM, Kozin ED, Lee DJ. Development of a temporal bone model for transcanal endoscopic ear surgery. Otolaryngology, 2015, 153(4): 613–615. https://doi.org/10.1177/0194599815593738.

[10] Kozin ED, Gulati S, Kaplan AB, et al. Systematic review of outcomes following observational and operative endoscopic middle ear surgery. Laryngoscope,2015,125(5):1205–1214. https://doi.org/10.1002/lary.25048.

[11] Marchioni D, Grammatica A, Genovese E, et al. Endoscopic approaches to middle ear cholesteatoma: classification and indications for surgery//Presutti L, Marchioni D, editors. Endoscopic ear surgery: principles, indications, and techniques. Stuttgart: Thieme, 2014:131–150.

计算机模拟经外耳道耳内镜手术

第5章

Kazunori Futai, Seiji Kakehata

5.1 引 言

中耳的手术区域很小，大部分区域被隐藏在视野之外，难以暴露，同时充满了微小、精细的解剖结构。因此，术者在进行显微镜耳科手术（MES）暴露手术野后，需要收集所有关键信息，这使得中耳手术特别具有挑战性。从20世纪初到现在，计算机在疾病诊断和成像领域取得了巨大的技术进步，其帮助耳外科医生获得了较之以往更可靠的定性、定量数据。使用Voxel-Man[1]和OSU虚拟颞骨系统程序[2]对中耳手术过程进行完整的计算机模拟后可用于教学及年轻医生的手术训练。

在耳科领域，医疗实践的计算机模拟很大程度上仅用于MES的学生培训。因经外耳道耳内镜手术(TEES)的学习很困难，使得部分耳显微镜外科医生从熟悉的MES方法转换至TEES手术受到阻碍。早期的TEES手术意味着术前很多的不确定性，尤其是胆脂瘤的定位、大小、与周围解剖结构的关系等。与之前的MES相比，TEES需要在术前获取患者更加精细的定量数据和解剖信息。这种需要尤其适用于在第2章中讨论的动力TEES[3]，因为与没有动力的TEES相

K. Futai (✉) · S. Kakehata
Department of Otolaryngology, Head and Neck Surgery, Faculty of Medicine, Yamagata University, Yamagata, Japan

S. Kakehata et al. (eds.), *Innovations in Endoscopic Ear Surgery*,
https://doi.org/10.1007/978-981-13-7932-1_5

比，动力器械容易更深入地插入到狭窄弯曲的中耳结构中。

因此，在应用 TEES 的早期，笔者应用了计算机软件包 iView 和 OsiriX，分析胆脂瘤的解剖位置和大小信息，利用实际患者的数据在术前模拟 TEES 程序。这些可以为医生提供通常在实际手术前无法获得的信息。锥状束 CT（CBCT）扫描可显示 TEES 手术可能遇到的潜在解剖困难，在指出困难的基础上为 TEES 手术的安全进行提供保障。

这些计算机模拟软件，即使不再用于每一位患者，也提供了有价值的信息资源，并且缺陷很少。而且，患者在术前无须再做额外的检查。CBCT 扫描是我们做术前诊断和手术方案设计的重要步骤，明显优于传统的 CT 扫描。它具有分辨率高、辐射低、物理空间小等优点，特别是在中耳胆脂瘤患者的诊断评估方面。

因此，笔者期望扩大计算机模拟软件包在 TEES 中的应用，以消除术前不确定性，降低术中从 TEES 转为 MES 的潜在可能性。

5.2 iView 概述

iView 为一种与 CBCT 扫描仪绑定的计算机处理软件包，集合了三维空间处理功能（Morita Corp., Kyoto, Japan），目前为止只能用于特定的 CBCT 扫描仪器。CBCT 扫描仪最初是为需要 CT 扫描但没有空间安装大型 CT 扫描仪的牙医设计的。CBCT 的优势在于占用空间小，耳科医生选择 CBCT 是应用其显示轮廓功能特别是术前确定面神经位置，这对耳外科手术的术前计划至关重要。然后利用这个内置显示轮廓功能来确定胆脂瘤的位置。该系统使医生能够基于收集到的 CBCT 数据和 MRI 数据，轻松且廉价地对每例患者进行术前模拟。

自 iView 发展以来，研究人员在许多方面将 iView 与 TEES 结合使用，包括：测量外耳道（EAC）的大小；培训外科医生如何进行 TEES；为患者术前提供准确的手术说明；为 TEES 学习中的术者在不同患者中积累经验从而决定是否行 TEES，或因操作不便改行 MES 手术；术前确定缺损大小，以便选择合适的修补缺损材料。iView 是一个重要的工具，它为医生们从狭窄弯曲的中耳腔提供安全实施动力 TEES 开放中耳的数据，在此，我们提供使用 iView 做术前评估并进行了胆脂瘤切除术的典型患者资料。

5.2.1 研究对象和方法

5.2.1.1 研究对象

患者为一名 5 岁的男孩，检查可见右耳鼓膜紧张部胆脂瘤（图

5.1）。患者根据 Watanabe 等报道的方法术前进行 CBCT 扫描及 MRI 扫描，这些数据之后被融合应用并生成一个彩色融合图像（CMFI）[4]，MR 采用 3.0-T MR 序列（Achieva, Royal Philips Electronics Inc., Amsterdam, The Netherlands）。CBCT 图像（图 5.2a）和 CMFI 扫描（图 5.2b）提示胆脂瘤侵犯鼓窦，评估后采用动力 TEES 清除胆脂瘤病灶。

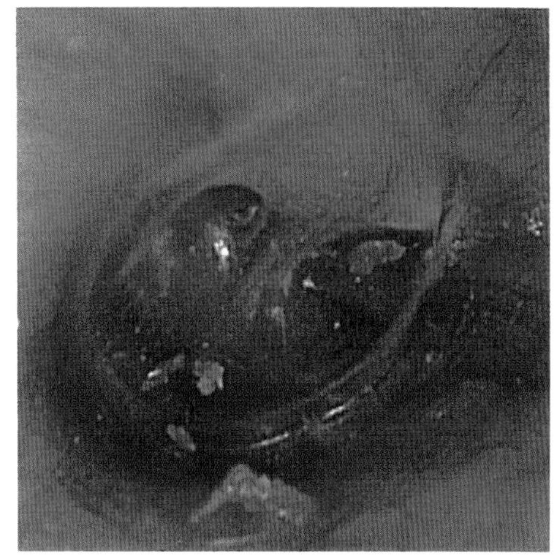

图 5.1 5 岁患儿右耳紧张部胆脂瘤

5.2.1.2 研究方法

同时采用 CBCT 扫描和 MRI 并收集相关数据进行模拟手术。首先对从外耳道到中耳的整个手术路径进行 CBCT 扫描。应用 MRI 扫描来创建轴位和冠状位 CMFT。这些 CMFI 图像用于确定胆脂瘤大小及位置。来自 CBCT 和 CMFI 的图像显示在相邻的显示器上，通过移动每个 CMFI 层来识别胆脂瘤的位置，胆脂瘤显示为红色。然后，使用软件将该信息传输到 CBCT 扫描（使用其显示轮廓功能）（图 5.3a,b）。当胆脂瘤在 2D 图像中用黄色勾勒出来后，则使用 iView 创建 3D 视频（图 5.4）来模拟手术（图 5.5）。模拟后可以提供需要移除的骨量和胆脂瘤术后缺损大小的信息。所有收集到的信息都被纳入术前计划，特别是用于修复缺损的软骨修补材料的选择[4]。

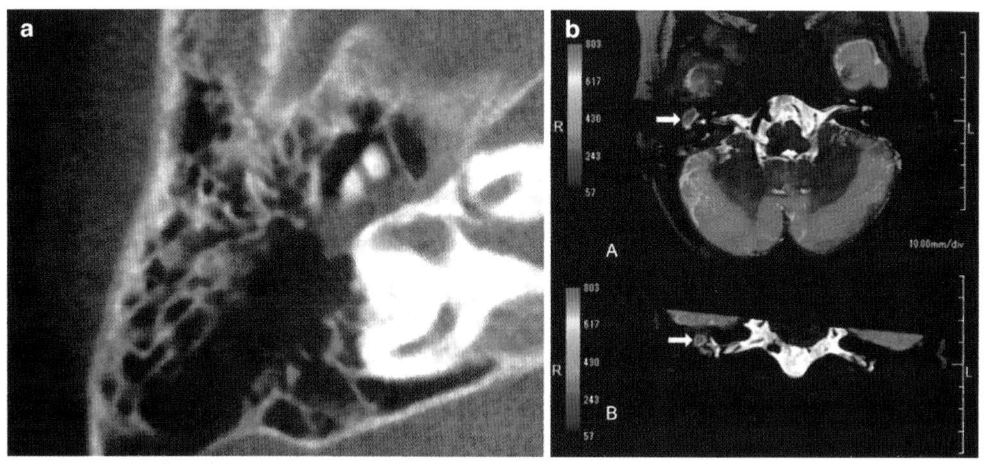

图 5.2 （a）CBCT 图像。（b）彩色融合 MRI 显示胆脂瘤延伸至鼓窦

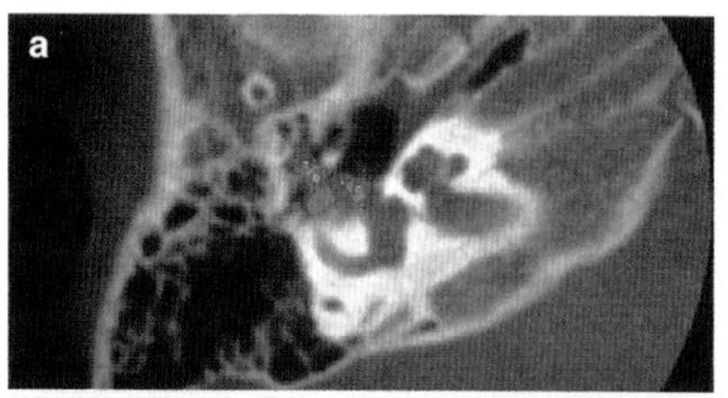

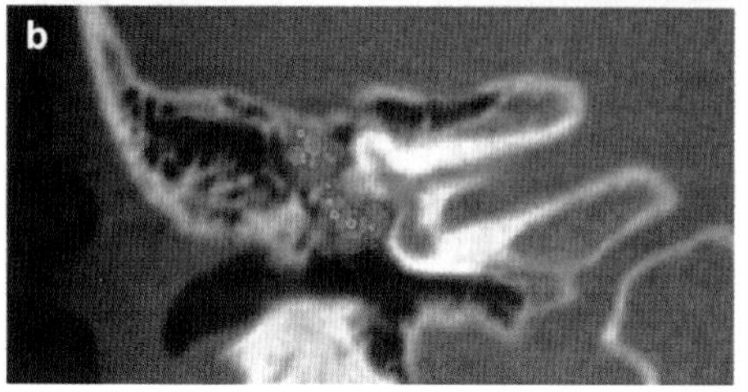

图 5.3 CBCT 扫描，如白色箭头所示，胆脂瘤轮廓呈黄色。（a）轴位切面。（b）冠状切面

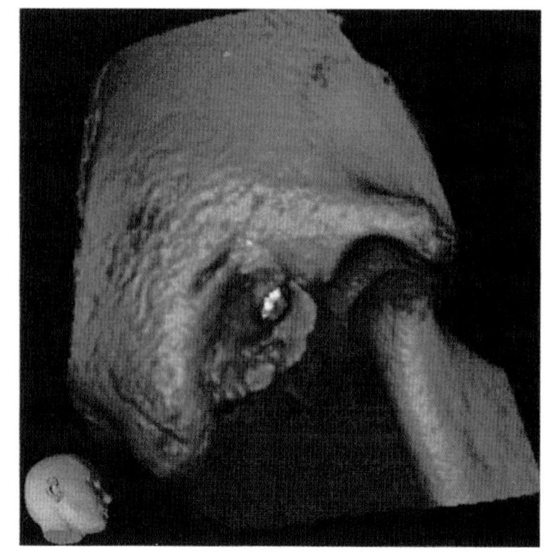

图 5.4 iVew 创建的 3D 视频截图

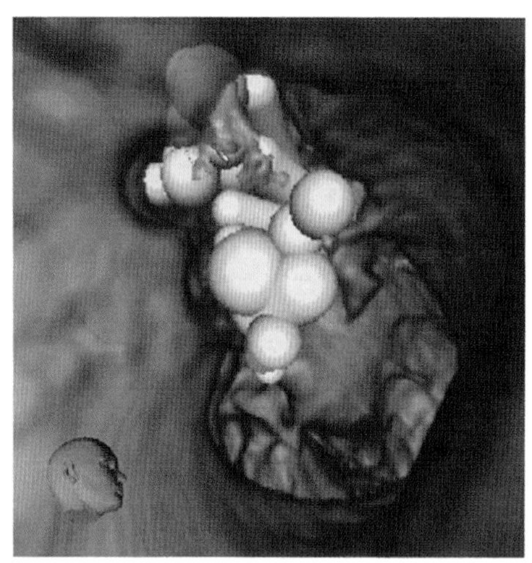

图 5.5 iVew 模拟移除胆脂瘤的 3D 视频截图（黄色）

5.2.1.3 结 果

虽然 CMFI 显示该患者适合 TEES 手术，但 iView 模拟进一步揭示需要进行鼓窦切开（图 5.6a）。因此，术后缺损比单纯鼓室上隐窝切开要大。模拟手术显示，4.5mm × 4.5mm 大小软骨足够覆盖缺损。另外，我们知道取耳屏软骨伤口更隐藏，取耳廓软骨术后瘢痕更明显。

手术成功完成，与术前 iView 模拟结果一致。首先使用 Sonopet® 超声骨刀（Stryker Corporation, Kalamazoo, Michigan, USA）和 Visao® 高速耳科电钻（Medtronic Inc., Minneapolis, Minnesota, USA）开放盾板，并开放上鼓室。用钩针将胆脂瘤基质顶部抬高并移除砧骨（计算机模拟中不包括此步骤）。上鼓室开放切除上鼓室外侧壁以将所有胆脂瘤基质暴露在视野下（图 5.6b），以此清除所有胆脂瘤。最后，利用术前模拟评估准备的一块耳屏软骨（约 4.5mm × 4.5mm) 修补上鼓

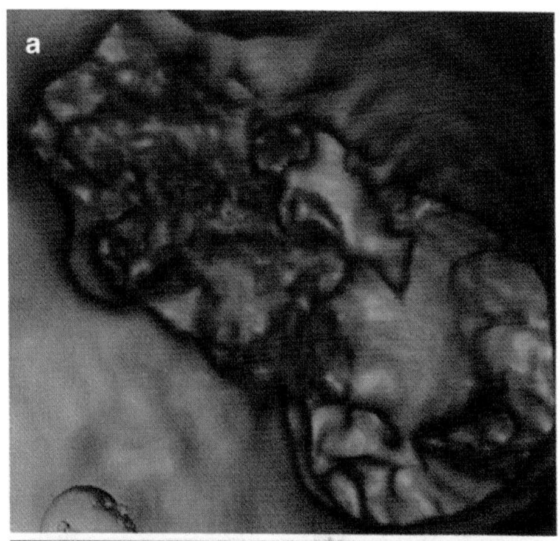

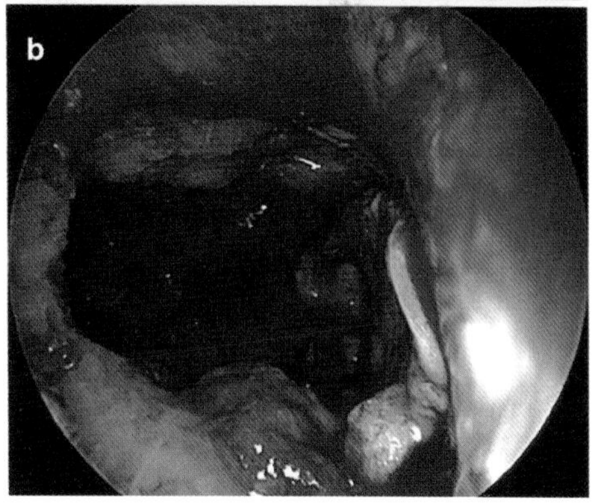

图 5.6　模拟骨缺损大小与实际骨缺损大小相近。(a)模拟骨缺损大小。(b)4.5mm × 4.5mm 实际骨缺损大小

室外侧壁缺损（图 5.7）。

5.3　OsiriX

5.3.1　研究对象

患者为一名 6 岁的男孩，在学校筛检时发现右耳听力损失后转入我科就诊。诊断为右侧外耳道闭锁、中耳腔肿物。

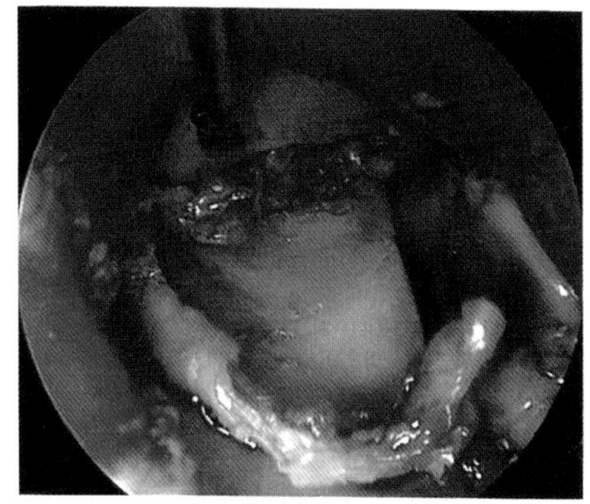

图 5.7　用单侧软骨膜耳屏软骨重建骨缺损区

5.3.2　诊　断

耳纤维内镜检查提示锤骨柄位于鼓膜前部，鼓膜后部异常骨质生长（图 5.8）。CBCT 扫描提示弯曲狭窄的外耳道合并锤骨柄紧贴于外耳道前壁（图 5.9）。图 5.10 为听力检查结果，证实右耳传导性听力损失，鼓室压力图正常。

5.3.3　计算机模拟仿真

使用 OsiriX 进行计算机模拟仿真。图 5.11 为包含皮肤层的弯曲和狭窄的 EAC 重建图，图 5.12 显示了相同位置的 3D 骨成像，骨性耳道较软组织耳道更宽更直。图 5.13 显示了锤骨柄前部的粘连和后部异常骨生长。然后使用 OsiriX 创建三维曲面重建（MPR）来测量 EAC 最狭窄处的直径。三维曲线绘制首先从外耳道中心开始（图 5.14a~c），这

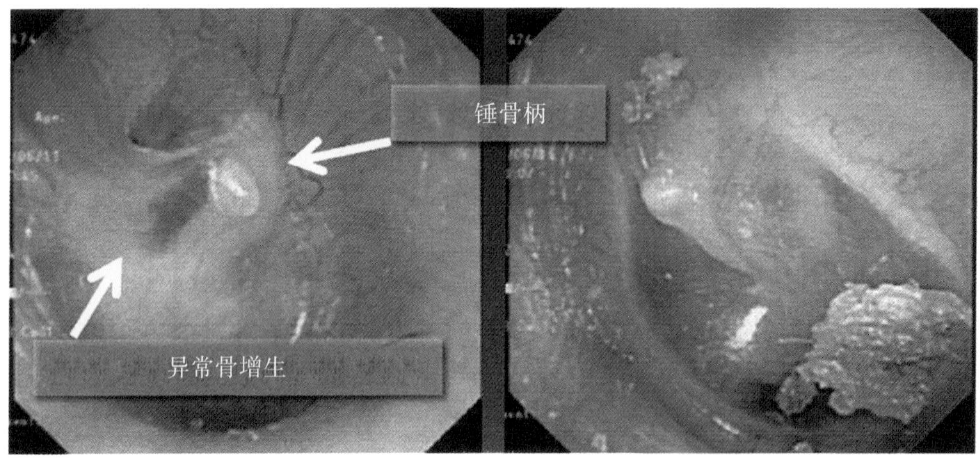

图 5.8　锤骨柄和异常骨增生的纤维耳内镜图

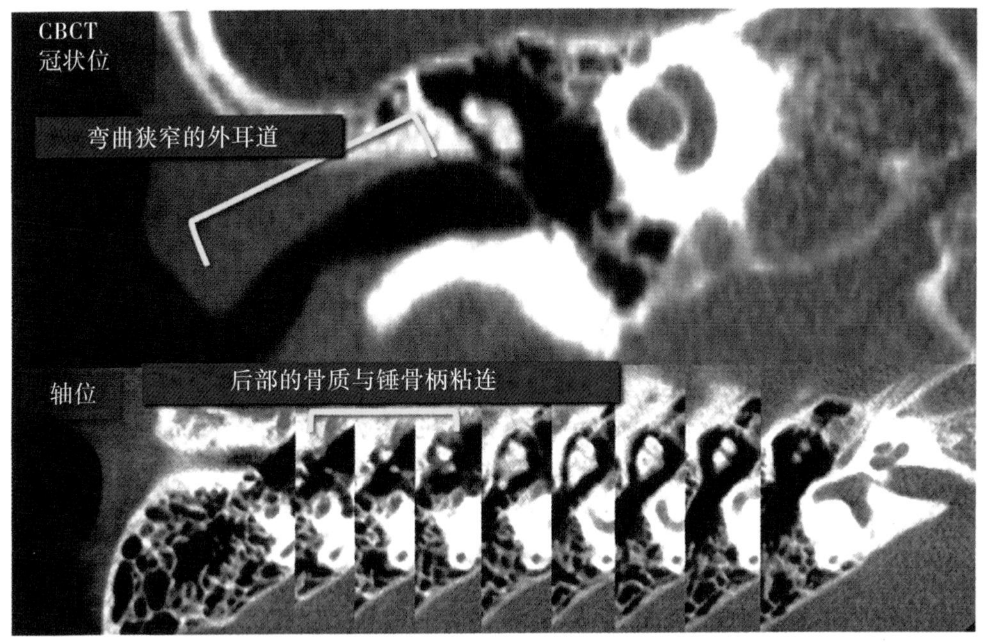

图 5.9　CBCT 显示弯曲狭窄的外耳道，诊断为耳道闭锁并且锤骨柄与鼓室前壁粘连

条曲线同时被转换成一条直线（图 5.14d）。图 5.15a 显示了如何确定耳道软骨部分的最狭窄处，以及用 3 个正交横截面图来确定骨性外耳道的最狭窄处（右侧视窗）（图 5.15b~d）。这些截面可以用来测量每个截面的最狭窄处直径。

OsiriX 显示软骨区最狭窄处直径为 2.52mm，骨性部分最狭窄处直径为 3.58mm。虽然 EAC 的最窄点

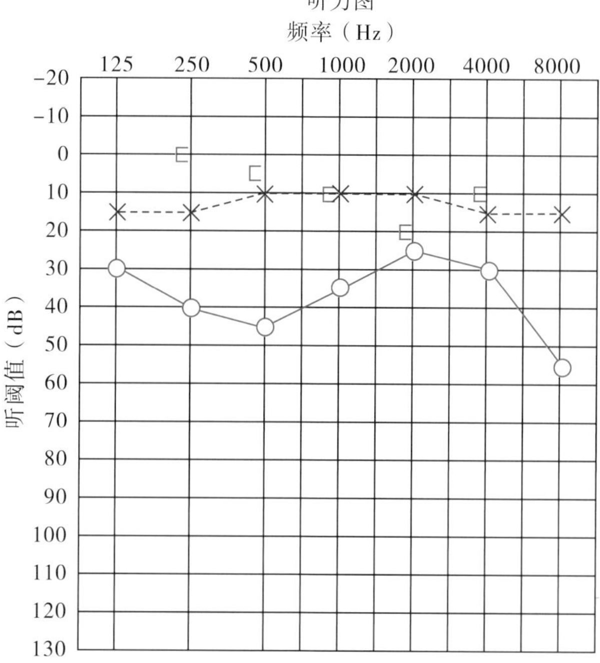

图 5.10　纯音听阈显示右耳传导性听力损失，正常鼓室图

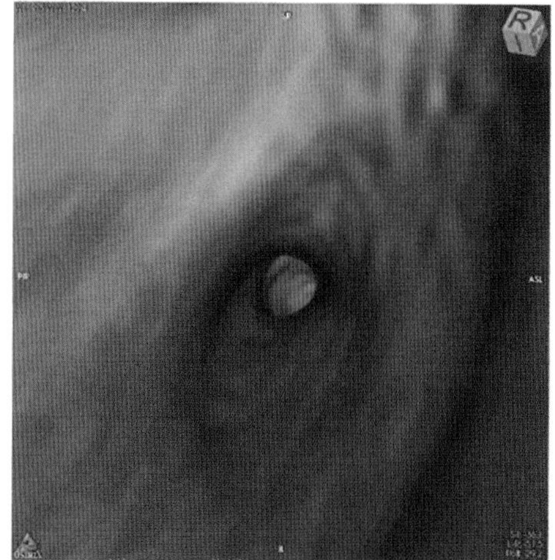

图 5.11　OsiriX 再现外耳道与皮肤

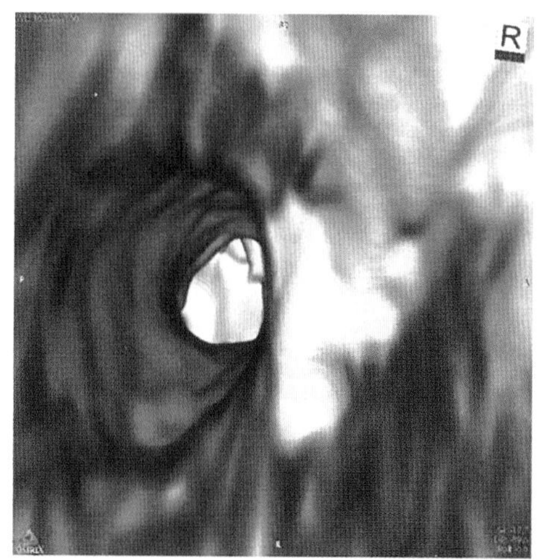

图 5.12　OsiriX 重建外耳道骨性结构图

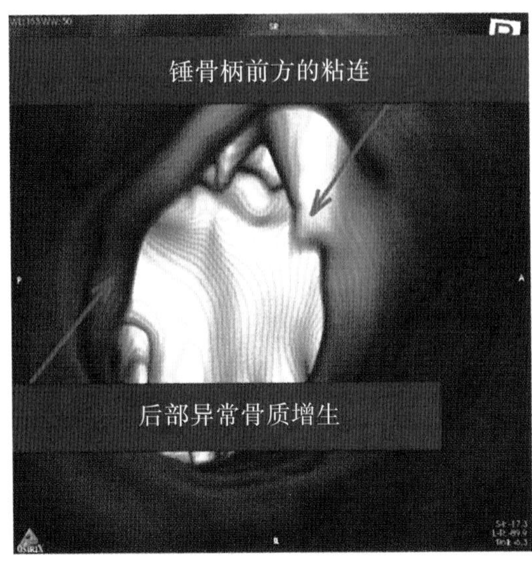

图 5.13　OsiriX 显示锤骨柄前方的粘连和后部的异常骨增生

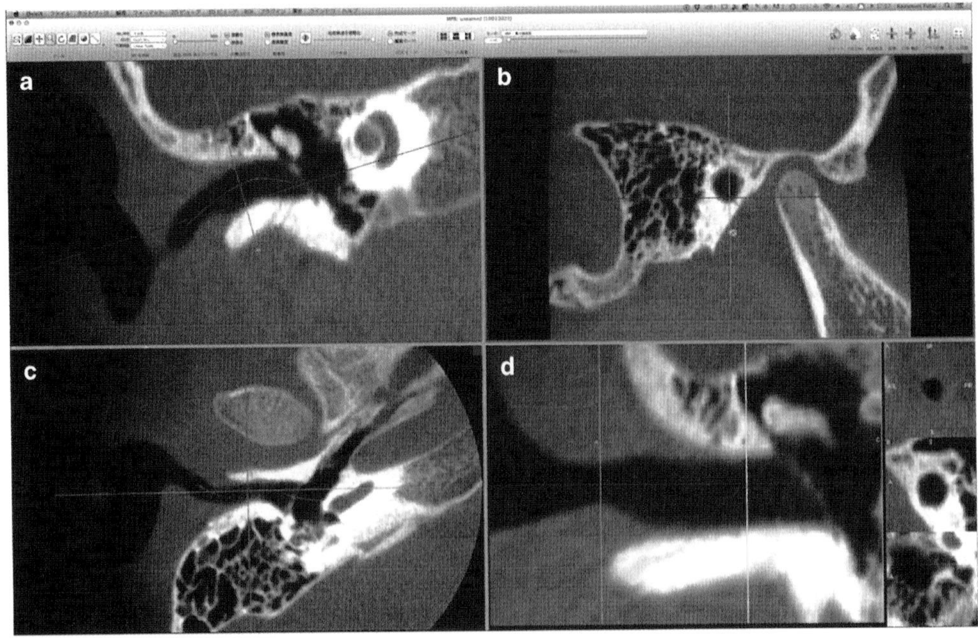

图 5.14　使用 OsiriX 进行三维曲面多平面重建（MPR），测量外耳道（EAC）最狭窄处的直径，在 EAC（a~c）中心绘制 3D 曲线转换为直线（d）

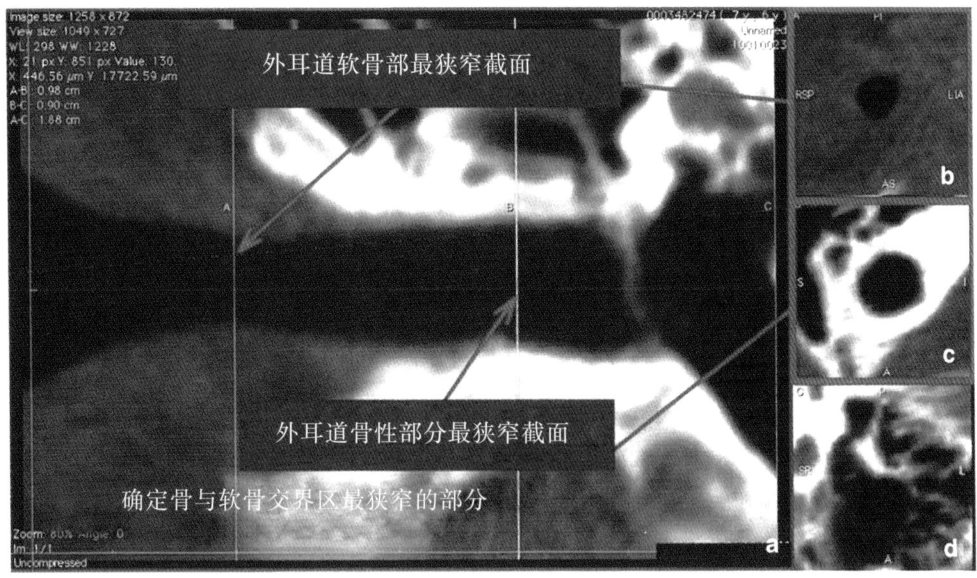

图 5.15　确定骨与软骨交界区最狭窄部分（a），3 个正交横截面显示了软骨区和骨性部分最狭窄的部分（b~d）

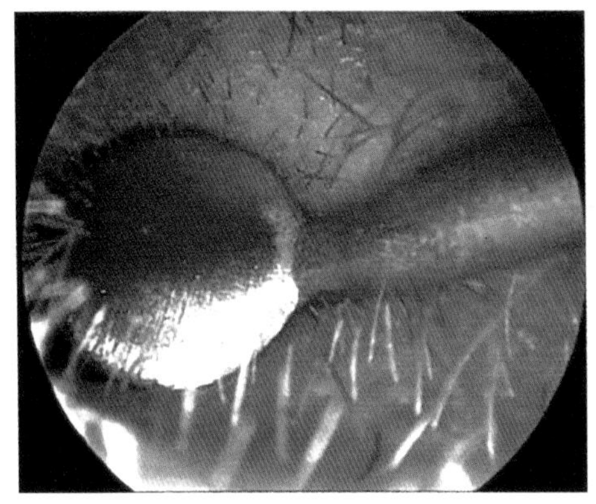

图 5.16　直径 2.0mm 圆刀置入狭窄的外耳道

为 2.52mm，但它位于软骨区域内，该区域可扩展，并大于图 5.16 所示的直径 2.0mm 圆刀的尺寸。骨性部分最窄处为 3.58mm，为 2.7mm 内镜的插入提供了足够的空间。这些信息使医生们能够成功地进行 TEES 手术，有足够的空间操作手术器械。

5.4　实际应用中的模拟

许多计算机模拟软件包已经在外科领域开发，但大多数只用于教学，包括允许学生或新手利用特定程序进行外科练习。笔者最初在 TEES 早期设计了 iView 和 OsiriX 模拟软件，以确定在胆脂瘤及其他中耳疾病患者中，EAC 是否足够宽敞来安全实施 TEES。这些模拟信息很有价值，并减轻了笔者的担忧。虽然大多数有经验的 TEES 外科医生可以仅凭 CT 扫描就做出判断，但这些程序在演示 TEES 手术时仍然很有用。期待计算机技术的更大进步，特别是在 3D 模拟领域，其有望并入 TEES 手术工具组。

参考文献

[1] Francis HW,Malik MU,Diaz Voss Varela DA. Technical skills improve after practice on virtual-reality temporal bone simulator. Laryngoscope,2012,122:1385–1391.

[2] Wiet GJ, Stredney D, Kerwin T. Virtual temporal bone dissection system: development and testing. Laryngoscope,2012,122(Suppl 1):S1–S12.

[3] Kakehata S, Watanabe T, Ito T, et al. Extension of indications for transcanal endoscopic ear surgery using an ultrasonic bone curette for cholesteatomas. Otol Neurotol,2015,35:101–107.

[4] Watanabe T, Ito T, Furukawa T, et al. The efficacy of color mapped fusion images in the diagnosis and treatment of cholesteatoma using transcanal endoscopic ear surgery. Otol Neurotol,2015,36:763–768.

耳内镜下中耳胆脂瘤手术前的影像学检查

第6章

Masafumi Kanoto

6.1 引 言

胆脂瘤由逐渐增生的上皮细胞和肉芽组织形成。可能与反复的炎症或先天因素有关。胆脂瘤可以导致骨质破坏、听力下降、面神经麻痹和脑脓肿[1,2]。长期以来显微镜下乳突切除术一直是胆脂瘤切除的标准治疗方法，而经外耳道耳内镜手术（TEES），正如本文所示，取代了它，成为标准治疗方法。术前准备中的重要部分是影像学诊断，以确定胆脂瘤的确切位置，便于外科医生确定胆脂瘤切除的手术方式是非动力耳内镜手术、动力耳内镜手术、双镜联合或单独使用显微镜手术。此外，如果决定采用耳内镜手术，影像学诊断需提供精确的解剖定位数据，确保胆脂瘤能完全切除，不需要行二次手术再清理残余的胆脂瘤。因此术前影像学分析至关重要。弥散加权成像（DWI）作为一种磁共振成像技术，对胆脂瘤的诊断具有重要作用。

在本文中，笔者描述了中耳的磁共振成像，特别是由非平面回波（EPI）薄层DWI和磁共振脑池成

M. Kanoto (✉)
Department of Radiology, Division of Diagnostic Radiology, Yamagata University Faculty of Medicine, Yamagata, Japan
e-mail: mkanoto@med.id.yamagata-u.ac.jp

S. Kakehata et al. (eds.), *Innovations in Endoscopic Ear Surgery*,
https://doi.org/10.1007/978-981-13-7932-1_6

像（MRC）融合形成的图像。

6.2 胆脂瘤的弥散加权成像

中耳 CT 为笔者提供了精确的骨骼解剖信息。不仅胆脂瘤，积液和肉芽组织影均可在 CT 中显现。因此，仅通过中耳 CT 很难鉴别胆脂瘤与其他中耳疾病。相反，中耳胆脂瘤在 DWI 上表现为高信号，因为它们在组织病理学上相当于表皮样囊肿。因此，DWI 是鉴别胆脂瘤与中耳肉芽和积液的有效方法 [2-7]。

传统的 DWI 用于诊断多种疾病（如急性脑梗死），涉及利用平面回波成像（EPI）短扫描时间序列进行序列分析。然而，由于中耳腔有空气的存在使得传统的 DWI 容易产生伪影，尤其是在乳突蜂房，因此在采用 EPI 的传统 DWI 上，中耳显示并不清晰，特别对小胆脂瘤的检测难度较大、灵敏度低 [2-7]。幸运的是，相对于采用 EPI 的 DWI，非 EPI 的 DWI 能够获得清晰的中耳影像，但扫描时间较长。非 EPI 的 DWI 也可反映中耳情况，且没有变形或伪影。传统的 DWI 通常扫描层厚为 2~5mm[2-12]，而笔者做非 EPI 的 DWI 时扫描层厚为 1mm 以便检出小的胆脂瘤病变。笔者研究所使用 3-T MRI 做的薄层非 EPI 的 DWI 的扫描参数为：重复时间（TR）/ 回波时间（TE）6248ms/84ms；视野（FOV）240mm；矩阵 128×128；层数 32；层厚 1mm；翻转角 90°；b 值 800s/mm^2；线圈 SENSE-Head-32ch；扫描时间 8 分 7 秒 [13]。

6.3 彩色融合图像（CMFI）：扩散加权成像和磁共振脑池成像

薄层非 EPI 的 DWI 能够发现表现为高信号影的小胆脂瘤。然而，薄层利用 EPI 的 DWI 不提供精确的中耳解剖信息，因为 DWI 是一种低分辨率技术。对于手术医生而言，同时显示存在的胆脂瘤和病变所在的解剖部位很重要，笔者进行 MRC 检查，其中包括重 T2 加权图像，然后融合薄层非 EPI 的 DWI 和 MRC 以提供解剖信息（图 6.1）。这种影像学检查称为彩色融合图像（CMFI）[13,14]。内耳是 MRC 的一个很好的解剖标志。笔者从解剖学上将中耳分为 4 部分：上鼓室、鼓室、鼓窦、乳突腔。这 4 部分的详细描述如下：①上鼓室部分位于外半规管上方，外半规管后缘前；②鼓室位于外半规管下面，外半规管后缘前；③鼓窦位于外半规管上，外侧半规管后缘后；④乳突腔位于半规管下，外半规管后缘后（图 6.2）。MRC 的参数如下：TR /

TE 2000ms/200ms；FOV 150mm；矩阵 256×512；层数 60；层厚 0.5mm；翻转角度 90°；线圈 SENSE-Head-32ch；扫描时间 3 分 38 秒。这两种图像由放射科医生使用三维工作站（Aquarius Net，TeraRecon，Inc.，

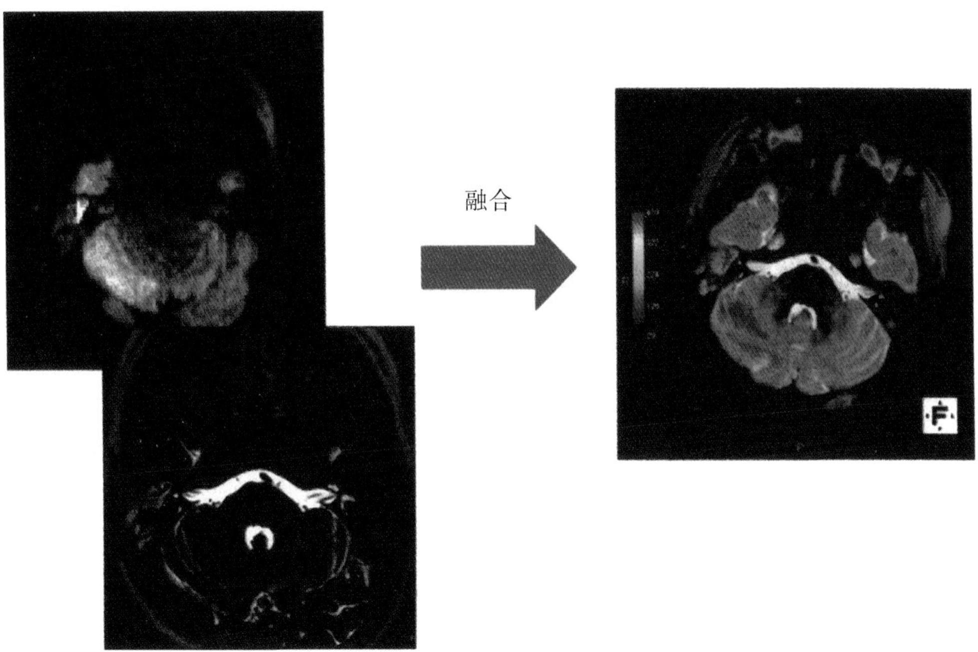

图 6.1　融合后的彩图（引自参考文献 [13]）

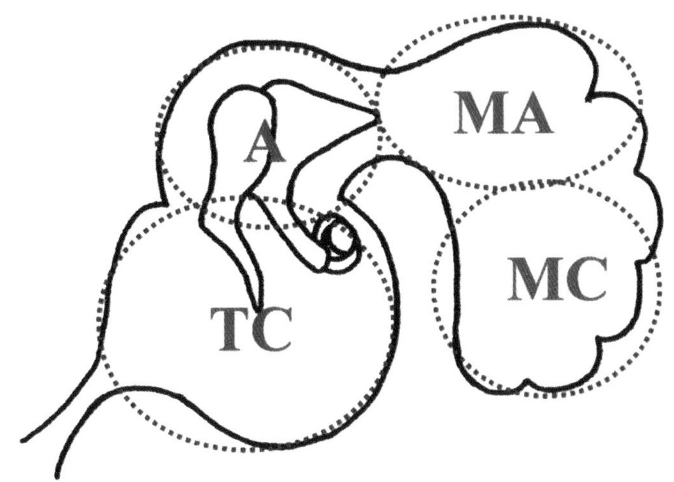

图 6.2　中耳的解剖分区（引自参考文献 [13]）。上鼓室（A）部分位于外侧半规管上方，外半规管后缘前。鼓室（TC）是在外侧半规管下面，外半规管后缘前。鼓窦（MA）在外半规管上，外侧半规管后缘后。乳突腔（MC）是在外半规管下，外半规管后缘后

San Mateo，CA，USA）进行融合操作，以提供解剖信息。笔者同时做了层厚1mm的薄层轴向图像和冠状图像（层厚1mm；层数50；FOV 200mm）。这些图像以彩色分布图的形式显示在图6.3和6.4中[13]。

在笔者对77例胆脂瘤患者进行CMFI的评估中发现：敏感度为49%；特异度为85%；阳性预测值（PPV）为77%；阴性预测值（NPV）为64%。这些结果说明了CMFI在进行胆脂瘤诊断时灵敏度较低，但特异度相对较高，每个DWI上胆脂瘤的信号强度不同。尽管DWI诊断等信号或低信号的胆脂瘤有困难，但对诊断高信号胆脂瘤较容易。CMFI也可区别中耳胆脂瘤、积液和肉芽[13]。此外，CMFI可发现术后复发的胆脂瘤，因为液体在此期间常累及中耳（图6.5）。

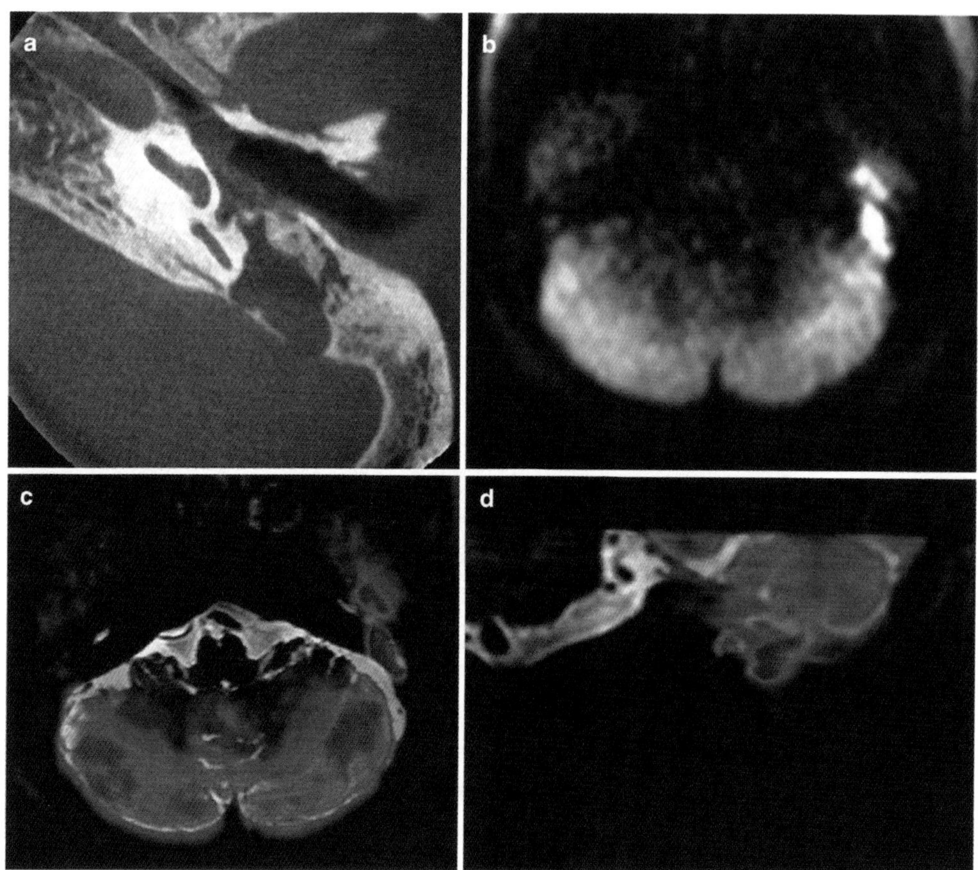

图6.3 67岁，女性，左耳胆脂瘤。（a）CT显示上鼓室、鼓窦和乳突腔软组织影，骨质破坏。（b）薄层DWI（1mm）显示胆脂瘤为高信号影。（c，d）彩色融合图像（CMFI）显示上鼓室、鼓窦和乳突腔的胆脂瘤为红色区域

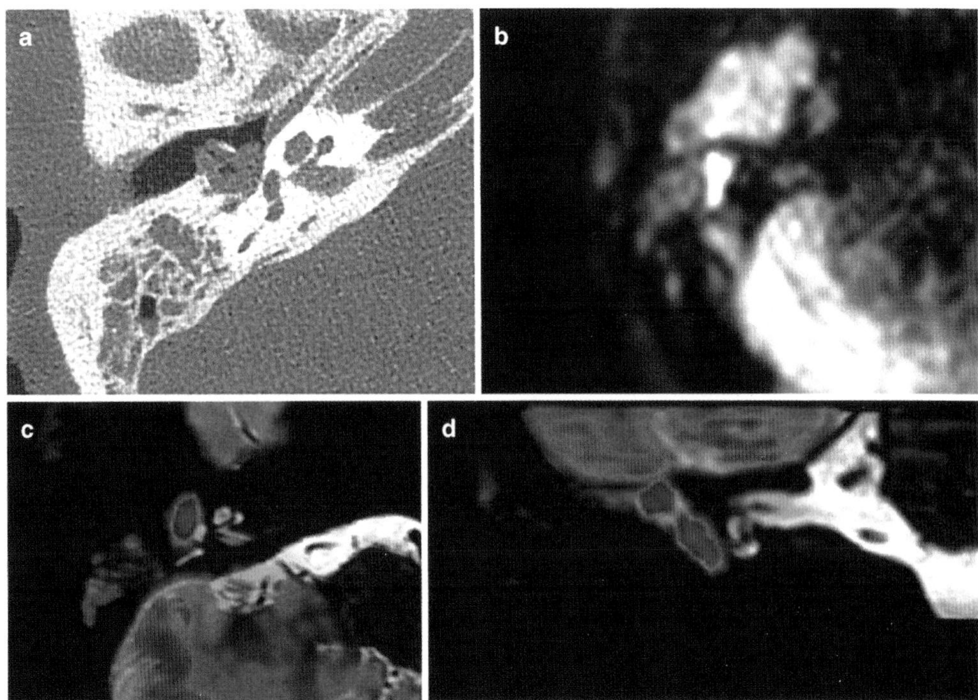

图 6.4　25 岁，男性，左耳胆脂瘤。（a）CT 显示软组织影破坏上鼓室和鼓窦骨质。（b）薄层弥散加权成像（DWI）（1mm）显示胆脂瘤为高信号影。（c，d）彩色融合图像（CMFI）显示上鼓室、鼓窦的胆脂瘤为红色区域

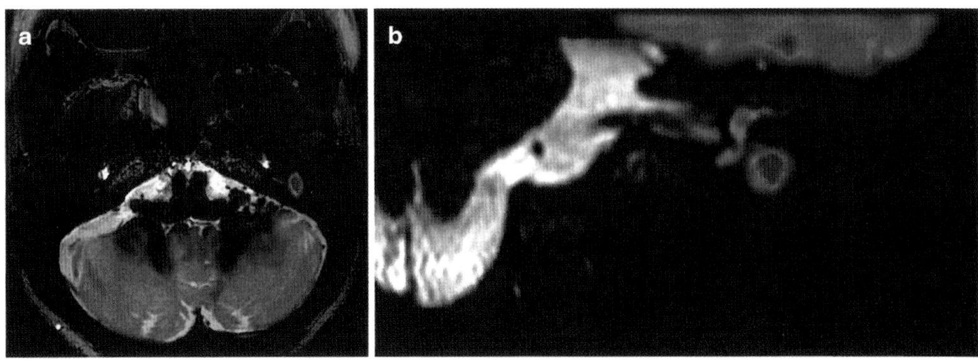

图 6.5　55 岁，女性，左耳复发性胆脂瘤。（a，b）彩色融合图像（CMFI）能发现复发性胆脂瘤（鼓窦区的红色标记区）。CMFI 有利于发现复发性胆脂瘤

6.4 CMFI：薄层 T1 加权成像和磁共振脑池成像

笔者也通过融合一个三维薄层 T1 加权成像和磁共振脑池成像和（或）薄层非 EPI 的 DWI 来诊断胆固醇肉芽肿（图 6.6），因为胆固醇肉芽肿是胆脂瘤的一个重要鉴别诊断。胆固醇肉芽肿类似于胆脂瘤在中耳形成团块。胆固醇肉芽肿常伴有胆脂瘤，在 T1 加权图像上常表现为高信号。

6.5 CMFI：弥散加权成像和 CT

尽管 MRC 提供精确的解剖信息，由于 MRC 依赖于内耳作为它唯一的解剖标志，与 CT 的精确骨解剖相比，它有一定的缺陷。然而，同时行 MRC 和 DWI 可以显示精确的解剖信息。因此，很容易将两者融合（图 6.7）。由于 CT 所提供的解剖信息和 MRI 不同，笔者将 CT 和

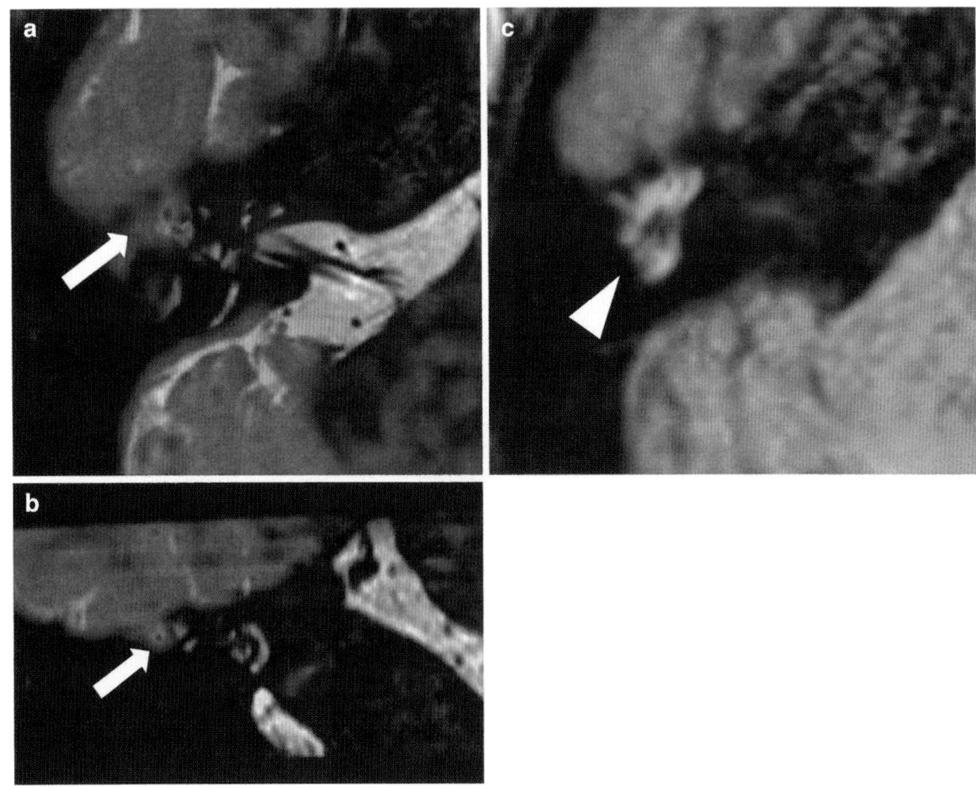

图 6.6 42 岁，男性，右耳胆固醇肉芽肿合并胆脂瘤。（a,b）融合薄层非平面回波成像（EPI）的 DWI 和磁共振脑池成像的彩色融合图像（CMFI）显示上鼓室小胆脂瘤，标记为红色的区域（右箭头）。（c）融合薄层非 EPI 的弥散加权成像（DWI）和 3D-T1WI 的 CMFI 显示小胆脂瘤（红色区域），在 T1WI 上显示高信号区（倒三角）

MRI 结合时需注意[14,15]。

6.6　影像学检查是耳内镜手术的重要工具之一

耳内镜手术要求外科医生进行手术时对他们的手术及病变部位了如指掌。本文描述的不同类型的影像学检查对疾病的诊断，对胆脂瘤患者确切治疗方案的制定，以及耳内镜手术的最终确定都有重要作用。

参考文献

[1] Liu W, Xie S, Chen X, et al. Activation of the IL-6/JAK/STAT3 signaling pathway

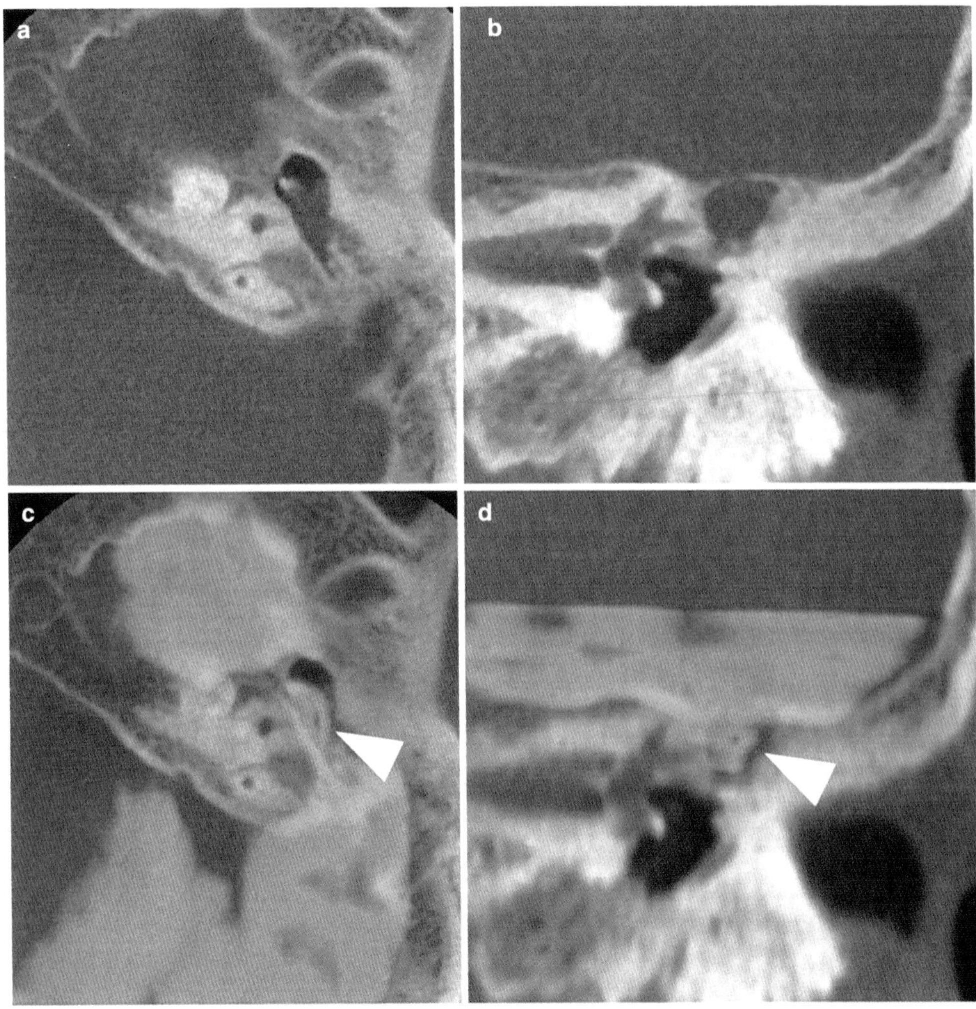

图 6.7　女性，69 岁，左耳胆脂瘤。（a,b）CT 显示有软组织密度影，破坏上鼓室部分骨质。薄层高强度。（c,d）薄层非 EPI 的弥散加权成像（DWI）和 CT 融合的彩色融合图像（CMFI）显示上鼓室胆脂瘤为红色区域

in human middle ear cholesteatoma epithelium. Int J Clin Exp Pathol, 2014,7(2):709–715.

[2] Aikele P, Kittner T, Offergeld C, et al. Diffusion-weighted MR imaging of cholesteatoma in pediatric and adult patients who have undergone middle ear surgery. AJR Am J Roentgenol, 2003,181(1):261–265.

[3] Fitzek C, Mewes T, Fitzek S, et al. Diffusion-weighted MRI of cholesteatomas of the petrous bone. J Magn Reson Imaging. 2002,15(6):636–641.

[4] De Foer B, Vercruysse JP, Spaepen M, et al. Diffusion-weighted magnetic resonance imaging of the temporal bone. Neuroradiology, 2010,52(9):785–807.

[5] Stasolla A, Magliulo G, Parrotto D, et al. Detection of postoperative relapsing/residual cholesteatomas with diffusion-weighted echo-planar magnetic resonance imaging. Otol Neurotol, 2004,25(6):879–884.

[6] Vercruysse JP, De Foer B, Pouillon M, et al. The value of diffusion-weighted MR imaging in the diagnosis of primary acquired and residual cholesteatoma: a surgical verified study of 100 patients. Eur Radiol, 2006,16(7):1461–1467.

[7] Sharifian H, Taheri E, Borghei P, et al. Diagnostic accuracy of non-echo-planar diffusion-weighted MRI versus other MRI sequences in cholesteatoma. J Med Imaging Radiat Oncol, 2012,56(4):398–408.

[8] Yamashita K, Yoshiura T, Hiwatashi A, et al. Detection of middle ear cholesteatoma by diffusion-weighted MR imaging: multishot echo-planar imaging compared with single-shot echo-planar imaging. AJNR Am J Neuroradiol, 2011,32(10):1915–1918.

[9] De Foer B, Vercruysse JP, Pilet B, et al. Singleshot, turbo spin-echo, diffusion-weighted imaging versus spin-echo-planar, diffusion-weighted imaging in the detection of acquired middle ear cholesteatoma. AJNR Am J Neuroradiol, 2006,27(7): 1480–1482.

[10] Ilica AT, Hidir Y, BulakbaiN, et al. HASTE diffusion-weighted MRI for the reliable detection of cholesteatoma. Diagn Interv Radiol, 2012,18(2):153–158.

[11] Khemani S, Lingam RK, Kalan A, et al. The value of non-echo planar HASTE diffusion-weighted MR imaging in the detection, localisation and prediction of extent of postoperative cholesteatoma, Clin Otolaryngol, 2011,36(4):306–312.

[12] Alvo A, Garrido C, Salas A. Use of non-echo-planar diffusion-weighted MR imaging for the detection of cholesteatomas in high-risk tympanic retraction pockets. AJNR Am J Neuroradiol, 2014,35(9):1820–1824.

[13] Kanoto M, Sugai Y, Hosoya T, et al. Detectability and anatomical correlation of middle ear cholesteatoma using fused thin slice non echo planar imaging diffusion-weighted image and magnetic resonance cisternography (FTS-nEPID). Magn Reson Imaging, 2015,33(10):1253–1257.

[14] Watanabe T, Ito T, Furukawa T, et al. The efficacy of color mapped fusion images in the diagnosis and treatment of cholesteatoma using transcanal endoscopic ear surgery. Otol Neurotol, 2015,36(5):763–768.

[15] Watanabe T, Ito T, Furukawa T, et al. The efficacy of color mapped diffusion weighted images combined with CT in the diagnosis and treatment of cholesteatoma using transcanal endoscopic ear surgery. Otol Neurotol, 2015,36(10):1663–1668.

第 7 章 水下耳内镜手术内耳进路的应用与前景

Daisuke Yamauchi, Yohei Honkura, Yosuke Hara, Jun Ohta, Hiroshi Hidaka, Yukio Katori

7.1 引 言

在过去的几十年里，高清视频成像内镜的出现，为耳外科医生提供了一项非常实用的技术，它可实现更贴近的操作，并为经外耳道耳内镜手术（TEES）提供清晰的手术视图[1]。这种技术具有微创性，可以应用于中耳的听神经瘤和副神经节瘤等多种情况[2,3]，也可以应用于内镜辅助的耳外科手术[4]。目前，无论是否需要显微镜，内镜都可以直接应用。在这种情况下，笔者采用了一种新的水下耳内镜手术（UWEES）技术，因为它在特定条件下具有相当大的优势。

7.2 概 念

对于一些首要保留内耳功能的困难病例，如胆脂瘤伴迷路瘘，前半规管裂综合征（SCDS）和需要经迷路入路的岩尖病变，推荐使用经迷路径路手术[5]。

D. Yamauchi (✉) Y. Honkura Y. Hara· J. Ohta·H. Hidaka · Y. Katori
Department of Otolaryngology-Head and Neck Surgery, Tohoku University, Graduate School of Medicine, Sendai,
Miyagi, Japan
e-mail: dyama@orl.med.tohoku.ac.jp

S. Kakehata et al. (eds.), *Innovations in Endoscopic Ear Surgery*,
https://doi.org/10.1007/978-981-13-7932-1_7

另外，人工耳蜗植入，特别是电声刺激（EAS），进一步要求保存内耳结构和残余听力。理想的内耳保存手术技术一直是一个存在争议的话题，这些需要对局部解剖和生理有全面而系统的了解。内耳是一个非常精细的器官，由耳蜗、前庭和半规管组成，包括膜迷路、充满液体的集合管和容纳平衡感和听觉感受器的腔室。膜迷路含有内淋巴液，内淋巴液具有独特的离子组成，与周围的外淋巴液相比，内淋巴液的钾离子含量更高，钠离子和钙离子含量更低。耳蜗的中阶是鼓阶和前庭阶之间的一个膜迷路，其内淋巴的电位为80~90mV。这种被称为耳蜗内电位（EP）的正电位是钾离子通过机电换能器（MET）通道进入毛细胞尖端的重要驱动力[6]。因此，膜迷路的功能在很大程度上取决于其离子和电成分之间的微妙平衡，即使是微小的扰动也可能造成损害，如空气意外进入骨迷路，导致耳聋[7]。

因此，为了防止无法恢复的耳鸣或听力损伤，内耳的外科探查需要特殊的技术。为了防止意外的进气和内耳离子稳态的紊乱，有研究采用盐水或林格溶液进行术中冲洗[8,9]。这种冲洗是有效的，因为膜迷路需要保持其独特的环境才能发挥作用[10]。然而由于汇集水面的反射或折射，通常很难观察到膜结构。图 7.1 显示了一个通过水折射的例子，导致温度计出现弯曲。在外科领域，内耳外科医生必须仔细操作，要考虑到距离和手术器械角度的差异，才能

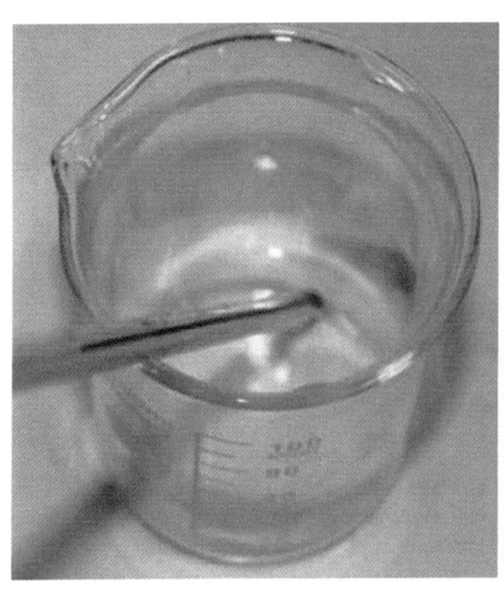

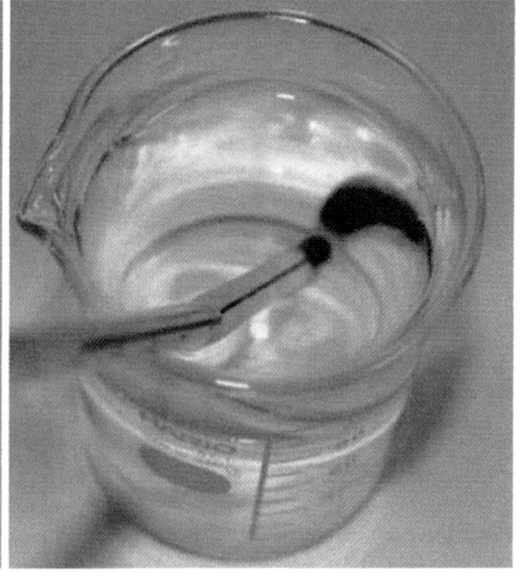

图 7.1 水中折射的示例，与无水位置（左）相比，折射现象导致温度计在水中呈现弯曲形态（右）

掌握物体的实际位置。尽管如此，即使是经验丰富、训练有素的外科医生有时也会迷失方向。

为了克服这些问题，笔者开发了一种新的“水下”耳内镜手术技术[11,12]（图 7.2）。这项技术的目的是：①提供清晰的手术视野；②保持内耳的内部环境。固然最新的高规格内镜可提供高质量的手术视野，但由于水的折射，“水下”操作条件中图像可放大 1.33 倍（0.9% 盐水的较小影响是可以忽略的）（图 7.3）。持续灌注溶液可确保手术区域没有因使用钻头或超声波仪器而导致的轻微出血和骨粉，并且介质温度不会升高，高温可能导致周围组织（如神经和内耳器官）受损（图 7.4）。内镜的尖端始终处于浸没状态，可使得外科医生在没有反射或折射造成的视觉干扰的情况下进行手术。这种水下内镜耳外科技术具有独特的手术视野，可最大限度地降低内耳损伤的风险，并使得更精确的解剖成为可能，尤其是在膜迷路。

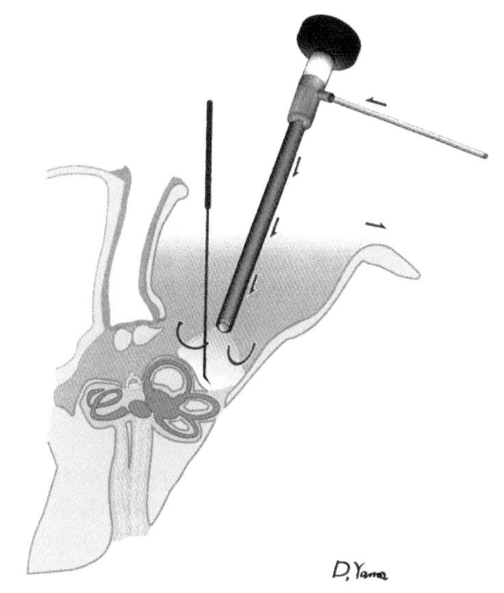

图 7.2　水下耳内镜（UWEE）技术。内镜的尖端完全浸没以防止反射和折射。溶液由泵送系统通过透镜清洁套供应

7.3　适应证

UWEES 技术可用于任何耳外科手术入路，不仅适用于经外耳道入

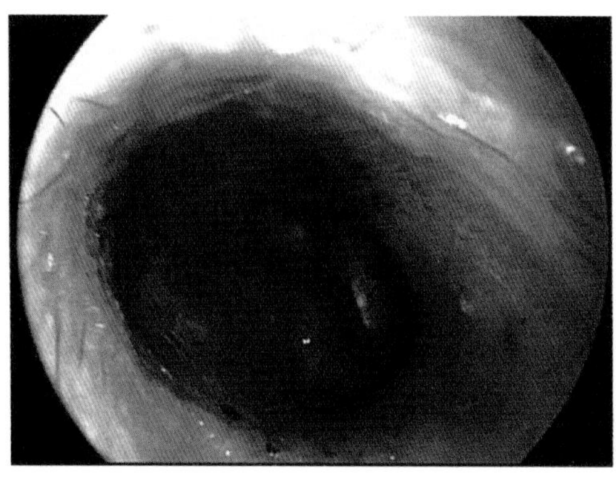

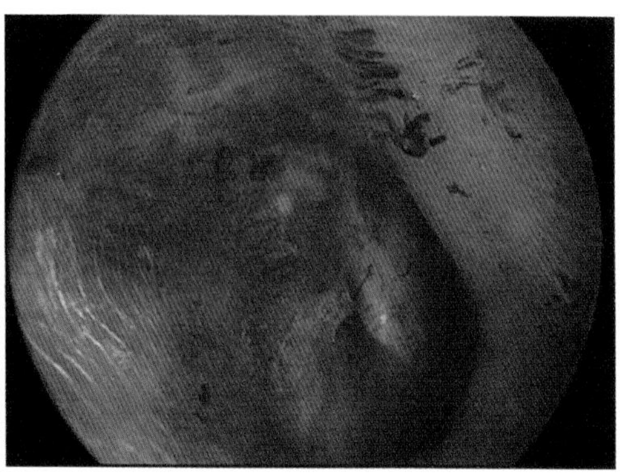

图 7.3　水的放大效果示例。右侧的视图在水中被放大了 1.33 倍，相对于左侧的无水视图。两者内镜与鼓膜的距离完全相同

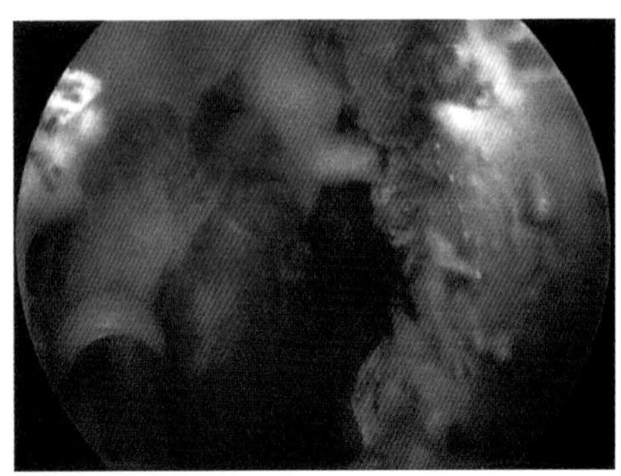

图 7.4　VISAO（Medtronic）带有一个弯曲的金刚钻，用于在液体环境中通过经耳道内镜手术去除鼓索神经附近的骨。持续的液体灌注可以保持手术区域没有轻微的出血和骨灰，而不会导致温度升高，从而损伤周围组织

路，也适用于经乳突入路。此外，它可以与手术显微镜联合使用，也可以单独使用。唯一需要考虑的是该技术是否适合于上述情况。只要该技术能发挥其优势，水下耳内镜手术技术可用于手术全程或部分。

为了内耳功能的保存，UWEES 技术最常见的适应证是半规管迷路瘘的手术，这在处理进展期胆脂瘤和慢性中耳炎的病例时比较常见[11]。该技术同样适用于前半规管裂综合征的膜性管道封堵[12]，还有涉及岩尖，镫骨和耳蜗手术的特殊情况，例如需要经迷路或半规管入路治疗听性肿瘤或岩尖病变、镫骨脱位和耳蜗瘘以及耳蜗植入，尤其是电声联合刺激听力植入。

由于耳内镜手术的单手操作，钻孔和超声刮骨时产生的骨粉常常导致手术视野模糊。同时需要防止光源对周围组织造成热损伤[13]。这些问题可以由水下耳内镜手术技术来解决。

近来提出了用于抢救和恢复内耳功能的药物输送系统（DDS）的概念[14]，水下耳内镜手术技术被认为是有潜力的更安全有效的内耳药物输送系统。

· 迷路瘘（胆脂瘤、慢性中耳炎、前半规管裂）。

· 特殊情况（岩尖病变、镫骨手术、耳蜗瘘）。

· 耳蜗植入（特别是耳蜗瘘，电声联合刺激）。

· 需要动力系统的耳内镜手术（钻孔、超声波）。

· 内耳给药。

7.4　准备工作

7.4.1　CT 扫描成像和模拟训练

笔者建议术前通过锥状束 CT（CBCT）（图 7.5）或高分辨率 CT（HRCT）进行评估，尤其是确定迷路瘘的位置和大小。迷路瘘管通常掩盖于胆脂瘤的下方，在去除胆脂瘤基质之前很难辨别。因此最好在手术前利用 CT 成像了解病变的精确位置，以及利用三维重建颞骨模型进行模拟训练。使用 Voxel-man 手术模拟系统（Spiggle & Theis）进行术前训练十分方便（图 7.6）。

· 锥状束 CT（Morita）。

· Voxel-man（Spiggle & Theis）。

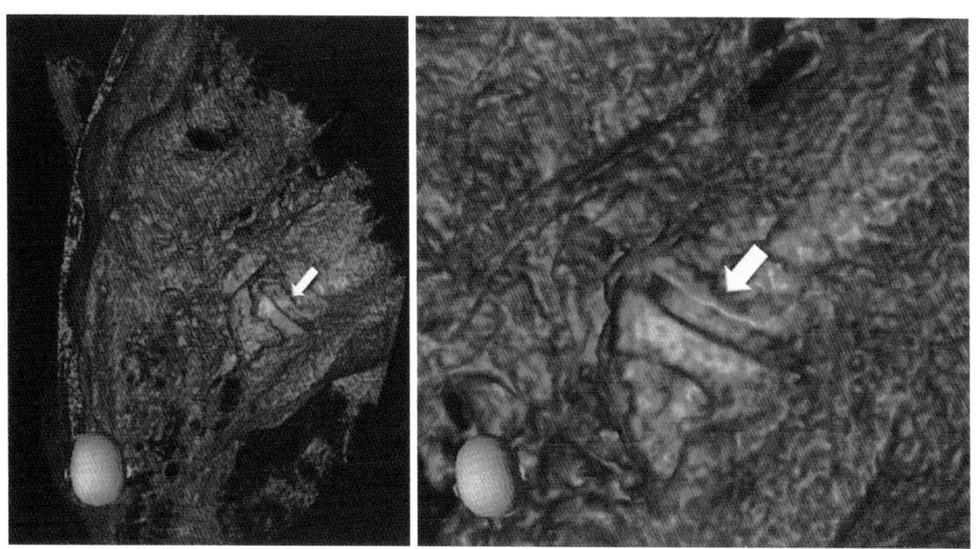

图 7.5　锥形线束 CT（Morita）清晰显示前半规管裂（箭头）

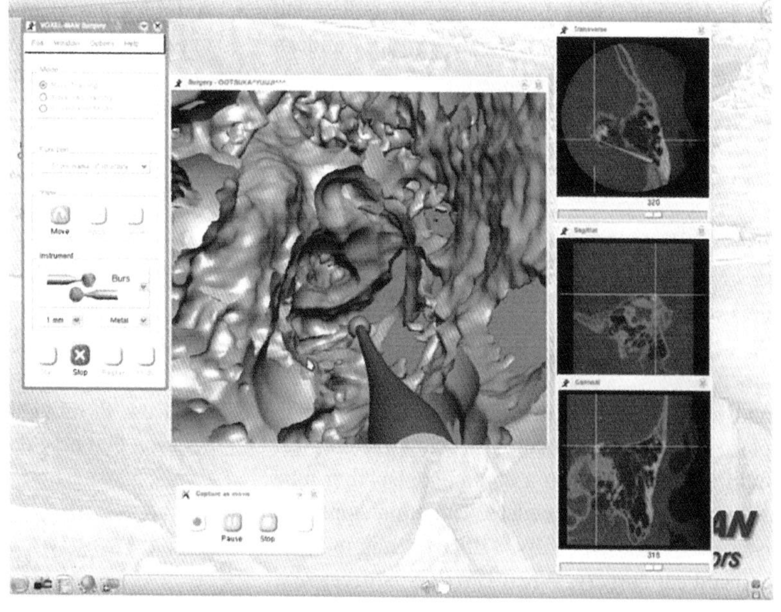

图 7.6　为图 7.5 同一病例，安装了 Voxel-man 手术模拟器。手术方法为经乳突入路封堵前半规管

7.4.2 专用仪器

专用仪器可以使UWEES过程更简单、更安全。几家公司提供的镜头清洁套和冲洗泵为手术区提供灌洗溶液非常有用（图7.7）。手术医生能够在手被占用时用脚踏板控制溶液的量。流入手术区的灌流液可排入位于其下方的灌洗袋中（图7.8），然后可以在不受骨粉干扰的情况下使用动力器械，如电钻和超声波骨刮匙（图7.4）。双极电凝用于控制UWEE期间的轻微出血，但单极电凝和面神经刺激探子不能在液体中使用。

· 灌注袋（3M）。

· 直径为0° 2.7mm的内镜(Storz)，与IPC系统（Medtronic）相连的内镜清洗套（Medtronic）或内镜清洗套（KOKEN）。

· 带VISAO（Medtronic）的1mm、1.5mm和2mm金刚石或粗金刚石弯曲钻，超声波骨刮匙SONOPET(Stryker)。

· 0.3mm专为内镜检查设计的可延展双极电凝（FUJITA）。

7.5 UWEES过程（包括手术技巧）

如7.1章节所述，UWEES适用于任何类型的耳外科手术入路，包括经外耳道耳内镜手术和其他传统技术。在手术开始前最好将灌注袋放在手术区域的正下方，并将其连接到连续的吸引管上。通常，手术入路按照经外耳道耳内镜手术或显微镜辅助耳外科手术常规操作，当需要UWEES时，将内镜接上镜头擦洗清洁套或连接IPC系统的内镜清洁套。在不同条件下根据需要可使用生理盐水、林格溶液或人工脑脊

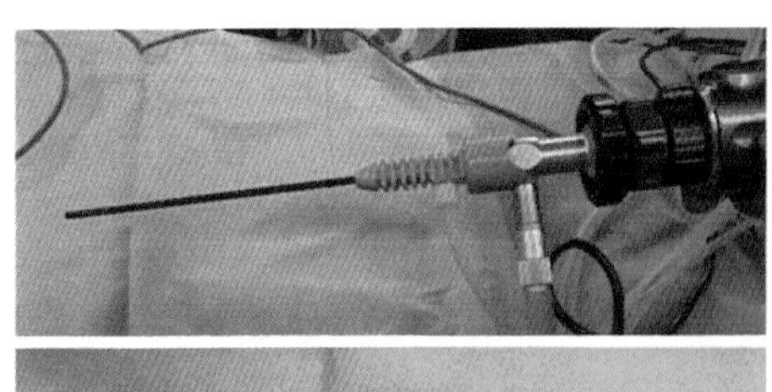

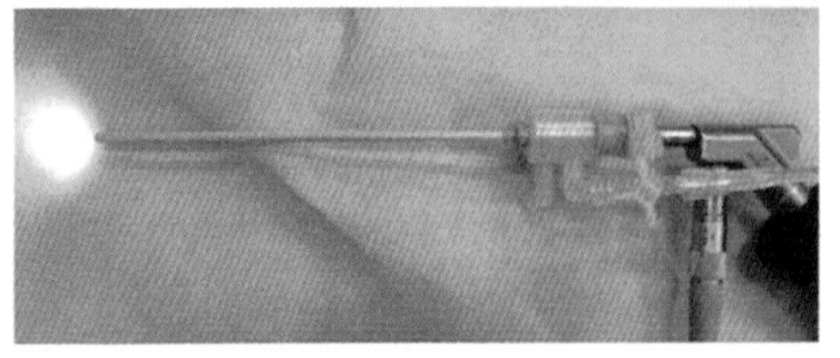

图7.7 0° 2.7mm直径高清内镜（Storz），覆盖有内镜清洁套（Medtronic；上图）或内镜套（KOKEN；下图）

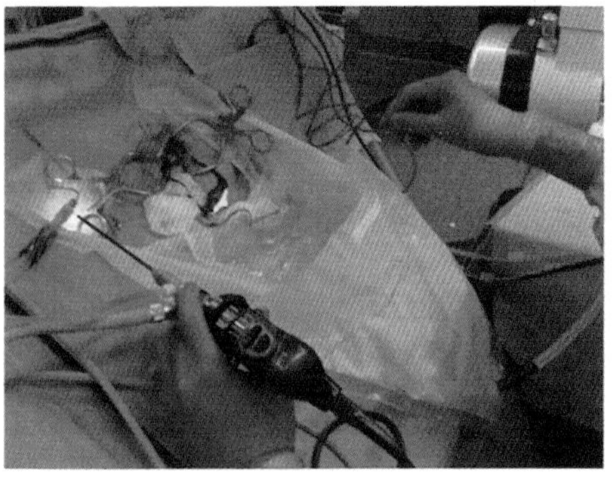

图7.8 位于手术区正下方的灌洗袋（3M）与吸引器管相连图

液 ARTCEREB（Otsuka）进行灌注，分别于单纯清洁、保护内耳或开放内听道时使用。踏板操作泵系统用于将溶液输送到术区，如乳突腔或外耳道。为了获得清晰的手术视图，通过踏板并参考泵系统的刻度进行精确控制灌注率。为保留内耳功能，建议在吸出保护溶液之前用自体移植物封闭开放的内耳。精确控制灌注率是防止移植物被冲走的必要条件，在这个过程中甚至有必要停止灌注。下面列出了一些技巧。

·由于内镜清洁套的冲洗按钮，在手术期间很难操作，因此将一个连接器放置在对面，以便控制泵系统的溶液流量。

· 在打开内耳之前，对手术区域进行充分的预冲洗非常重要，因为广泛使用的防雾镜片清洁剂可能对内耳有害[15]。

· 使用经乳突入路时，在乳突切开的边缘放置折叠纱布有助于稳定内镜。

· 鼓励使用人工脑脊液，因为其对中枢神经系统的伤害较小，对周围神经和内耳有利。

· 在特殊情况下，可能需要较长的灌注时间和 2~5L 溶液。可能需要一名助手在灌洗液放空之前提醒外科医生，以防止内耳意外通气而损害内耳功能。

7.6　示　例

7.6.1　病例 1：迷路瘘

在这种情况下，使用 UWEES 技术来去除胆脂瘤的基质和封闭水平半规管的瘘管（图 7.9）。在液体环境下，镜下去除瘘管上的胆脂瘤基质，并用颞骨和筋膜封堵瘘管，筋膜上用骨质黏覆。

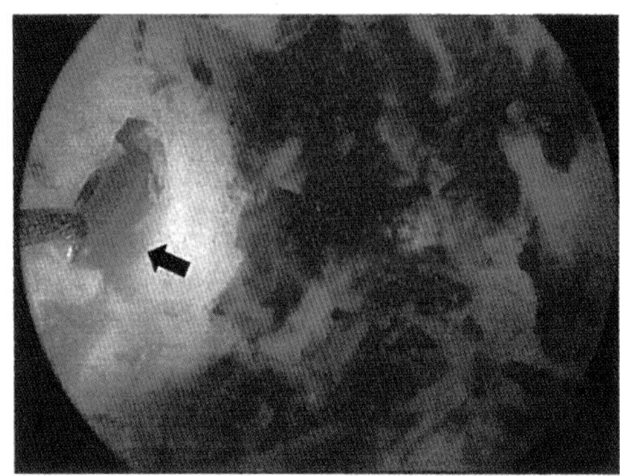
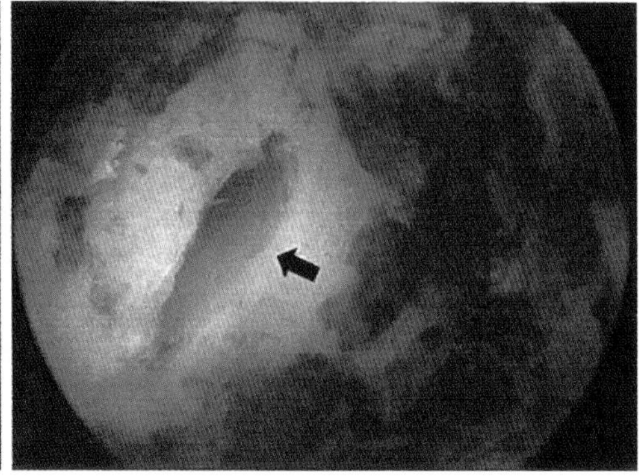

图 7.9　经耳内镜切除左耳外侧半规管瘘上胆脂瘤的基质。左图所示胆脂瘤基质刚被切除，在右图中可以清楚地观察到没有塌陷的膜半规管

7.6.2 病例2：前半规管裂综合征

通过利用UWEES技术，经乳突入路成功封堵了1例前半规管裂综合征患者的前半规管裂（图7.10）[11]。

7.6.3 病例3：耳蜗瘘，人工耳蜗植入

耳蜗瘘是很少见的，由于结构脆弱，导致保存听力比较困难。为了清晰地辨认鼓阶，UWEES可应用于耳蜗植入（图7.11）。

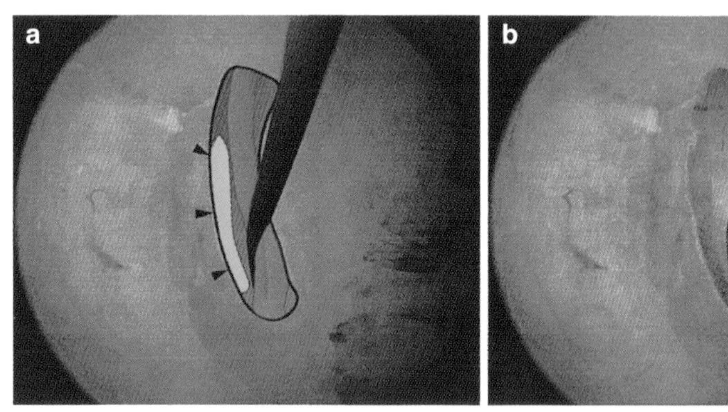

图7.10 示意图（a）和图片（b）显示了使用水下耳内镜手术（UWEES）技术经乳突入路封堵前半规管。裂口清晰可见（箭头，绿色区域）

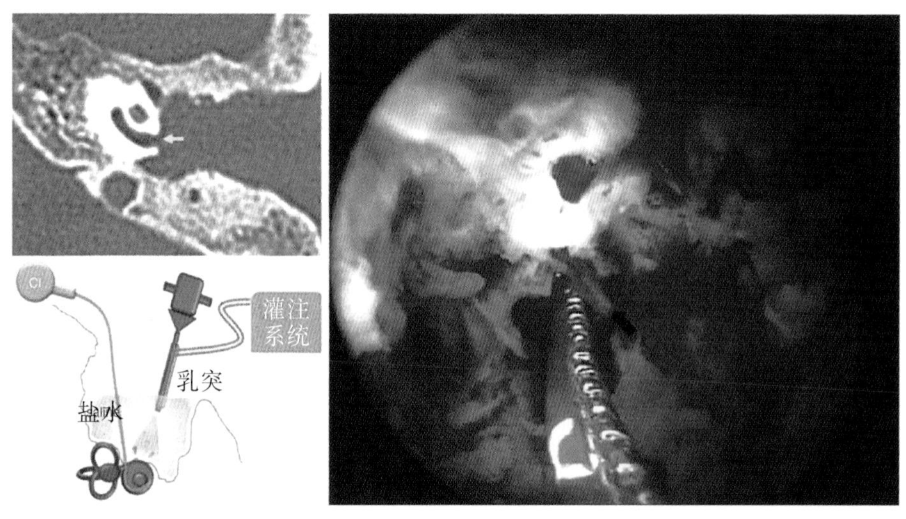

图7.11 CT显示左耳慢性中耳炎引起的耳蜗底转（黄色箭头）耳蜗瘘。模式图显示了水下耳内镜手术（UWEES）人工耳蜗植入术概念。在右图中，一个电极被准确地插入鼓阶，恰位于基底膜下方（黑色箭头）

7.6.4　病例 4：岩尖胆脂瘤

1 例岩尖胆脂瘤经前半规管入路 UWEES 治疗。乳突切除术后，在显微镜下观察定外侧半规管的蓝线，然后用 UWEES 解剖和封堵前半规管。可见内听道和耳蜗有瘘管。即使脑脊液流出后，手术视野仍然清晰（图 7.12）。

7.6.5　病例 5：镫骨脱位

镫骨手术是为了闭合瘘管。UWEES 能清楚地观察到镫骨脱位和球囊内的耳石（图 7.13）。

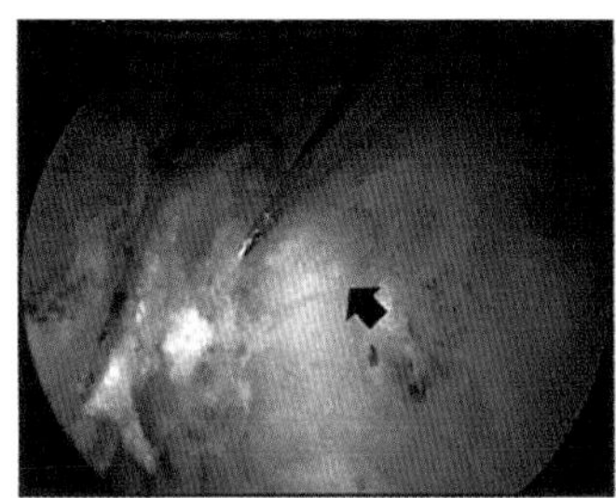
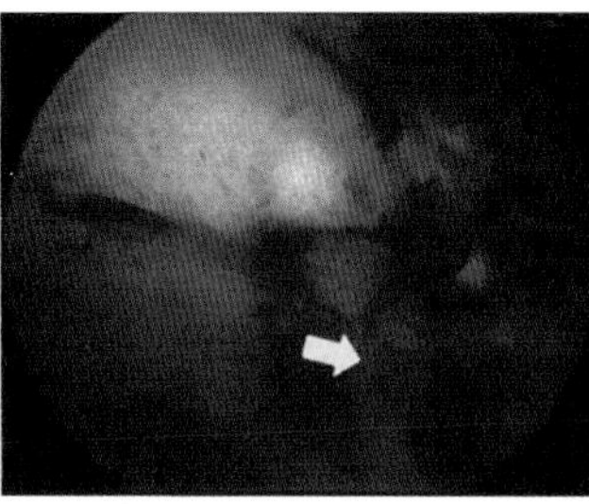
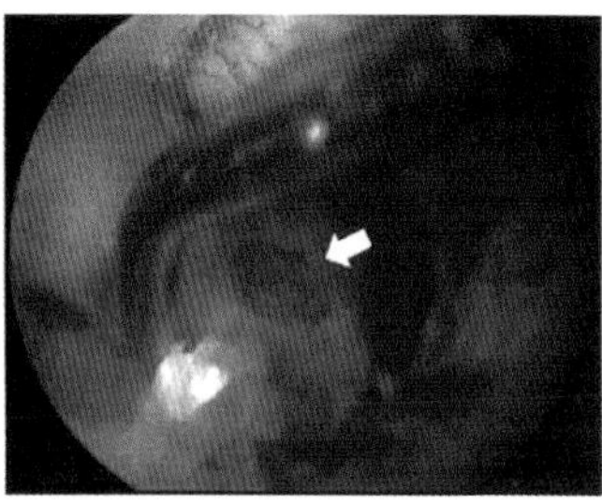

图 7.12　岩尖胆脂瘤一例：采用水下耳内镜手术（UWEES）经前半规管入路。前半规管（黑色箭头）、内耳道（黄色箭头）和耳蜗瘘管（白色箭头）清晰可见

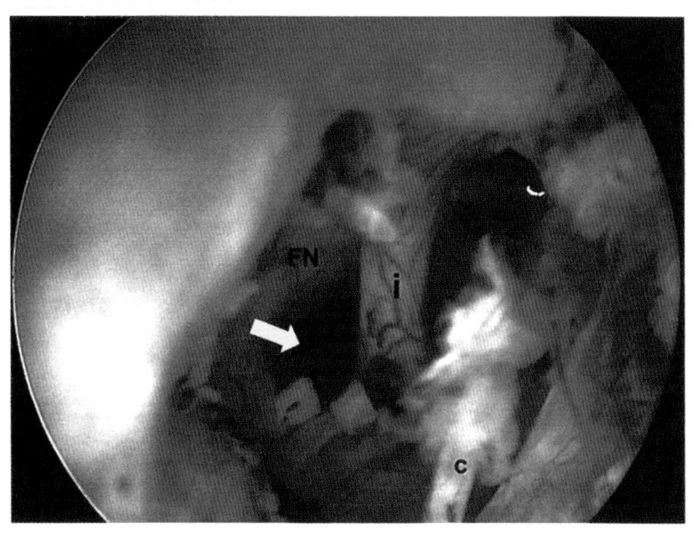

图 7.13　利用水下耳内镜手术（UWEES）修复镫骨脱位。镫骨切除后，通过卵圆窗可以观察到球囊内的耳石（黄色箭头）。FN：面神经；i：砧骨；c：鼓索

7.7 UWEES 的训练与应用前景

任何一名想掌握 UWEES 技术的耳外科医生，都需要经过良好的培训并且拥有丰富的常规耳外科手术经验。UWEES 技术要求单手操作，术者需要具有良好的耳内镜手术技术。笔者经常通过耳科手术模拟器、人工模型和动物模型来培训年轻医生。

利用动物模型训练有助于获取灌洗控制和在液体环境下处理组织的基本技术。在笔者的实验室通常使用山羊和绵羊作为动物模型。在装备有限的实验室里可使用增压袋来维持灌洗。图 7.14 显示了 UWEES 培训的一个例子，用于安置使用山羊头的药物投送系统（DDS）。1 例 UWEES 培训在山羊头上施行的药物投送。用龙胆紫对耳蜗基底膜进行染色。笔者期望 UWEES 技术将使 DDS 在未来变得更加安全、有效。

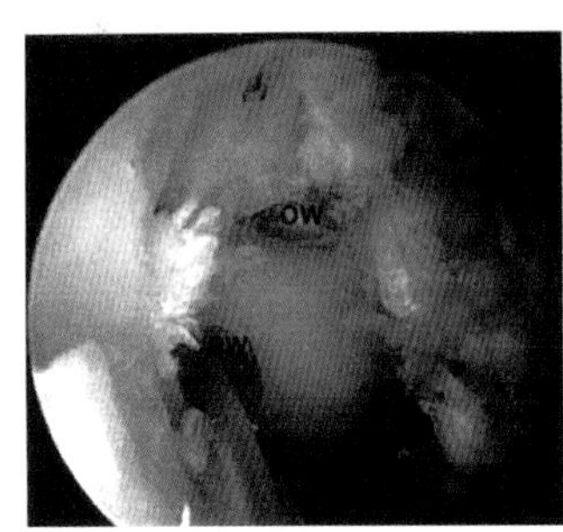

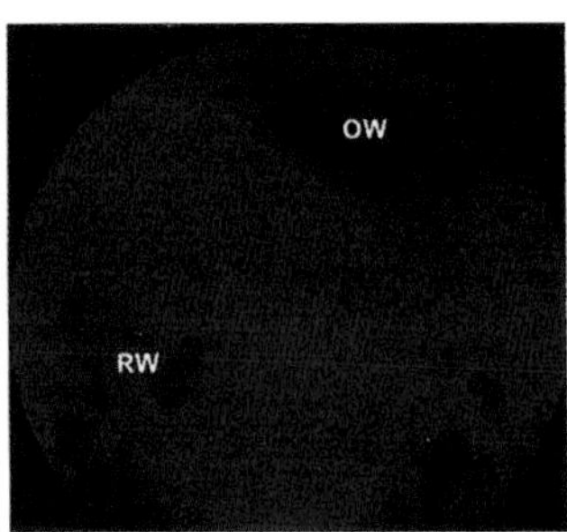

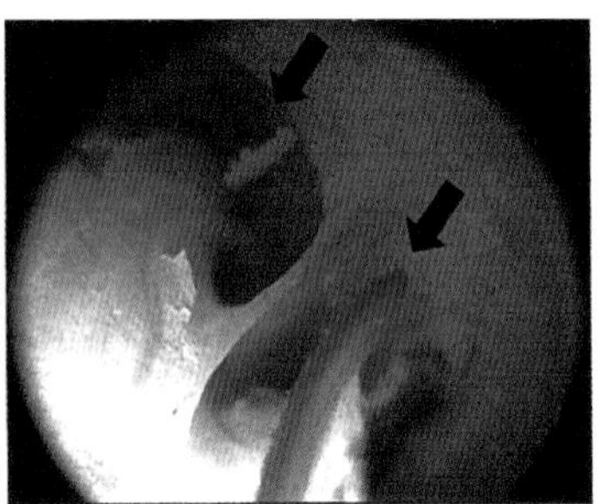

图 7.14　在动物模型中应用水下耳内镜手术（UWEES）进行的药物输送系统（DDS）的演示。基底膜龙胆紫染色（箭头）。OW：椭圆窗；RW：圆窗

7.8 小　结

UWEES 技术在耳外科手术中有很大的潜力，可以降低内耳功能受损的风险，特别是在镫骨手术和颞骨损伤矫正手术等情况下。此外，UWEES 有望成为一种高效、安全的内耳给药方法。

参考文献

[1] Tarabichi M, Kapadia M. Principles of endoscopic ear surgery. Curr Opin Otolaryngol Head Neck Surg, 2016, 24(5): 382–387.

[2] Alicandri-Ciufelli M, Federici G, Anschuetz L, et al. Transcanal surgery for vestibular schwannomas: a pictorial review of radiological findings, surgical

anatomy and comparison to the traditional translabyrinthine approach. Eur Arch Otorhinolaryngol,2017,274(9):3295–3302.

[3] Marchioni D, Alicandri-Ciufelli M, Gioacchini FM, et al. Transcanal endoscopic treatment of benign middle ear neoplasms. Eur Arch Otorhinolaryngol, 2013, 270(12): 2997–3004.

[4] Preyer S. Endoscopic ear surgery-a complement to microscopic ear surgery. HNO, 2017,65(Suppl 1):29–34.

[5] Copeland BJ, Buchman CA. Management of labyrinthine fistulae in chronic ear surgery. Am J Otolaryngol, 2003, 24:51–60.

[6] Marcus DC. Acoustic transduction// Sperelakis N, editor. Cell physiology source book. 4th ed. Amsterdam: Elsevier, 2012: 649–668.

[7] Kobayashi T, Sakurada T, Ohyama K, et al. Inner ear injury caused by air intrusion to the scala vestibuli of the cochlea. Acta Otolaryngol,1993,113:725–730.

[8] Pulec JL. Labyrinthine fistula from cholesteatoma: surgical management. Ear Nose Throat J,1996,75(3):143–148.

[9] Anagiotos A, Beutner D, Gostian AO, et al. Insertion of cochlear implant electrode array using the underwater technique for preserving residual hearing. Otol Neurotol,2016,37(4):339–344.

[10] Gaboyard S, Chabbert C, Travo C, et al. Three-dimensional culture of newborn rat utricle using an extracellular matrix promotes formation of a cyst.Neuroscience,2005,133(1):253–265.

[11] Yamauchi D, Yamazaki M, Ohta J, et al. Closure technique for labyrinthine fistula by “underwater” endoscopic ear surgery. Laryngoscope,2014,124:2616–2618.

[12] Yamauchi D, Hara Y, Hidaka H, et al. How I do it: underwater endoscopic ear surgery for plugging in superior canal dehiscence syndrome. J Laryngol Otol,2017,131(8):745–748.

[13] Ito T, Kubota T, Takagi A, et al. Safety of heat generated by endoscope light sources in simulated transcanal endoscopic ear surgery. Auris Nasus Larynx, 2016,43(5):501–506.

[14] El Kechai N, Agnely F, Mamelle E, et al. Recent advances in local drug delivery to the inner ear. Int J Pharm, 2015, 494(1):83–101.

[15] Nomura K, Oshima H, Yamauchi D, et al. Ototoxic effect of ultrastop antifog solution applied to the guinea pig middle ear. Otolaryngol Head Neck Surg,2014,151(5):840–844.

第 8 章 耳内镜手术的 AR 界面

Nozomu Matsumoto, Byunghyun Cho,
Makoto Hashizume, Takashi Nakagawa

8.1 引　言

图像引导手术系统（IGS）通过射线照相成像技术显示手术设备的位置和方向，以此向外科医生提供手术实时信息。外科医生可以从 IGS 屏幕上显示的信息来确认手术路径及部位是否正确，重要的解剖结构是否保持完整，以及手术目的是否有效达成。在耳鼻喉科领域，IGS 现在广泛用于内镜鼻窦手术（ESS）[1,2]。

从 IGS 主机向外科医生传递信息的途径主要分为以下几种。常规方法是使用单独的显示器，这也一直是商用 IGS 的标准配置。在 ESS 程序中，并排放置两个显示器来提供图像引导手术也没有问题。然而，耳科医生术中必须同时关注显微镜和 IGS 屏幕，需要频繁转换视线方向以保证手术路径无误，因此，在耳科手术中使用单独的 IGS 显示器在临床实际应用中就会存在问题。有研究人员尝试采用声音警报信号 [3,4] 和使用可佩戴平视显示器 [5,6] 来克服上述问题，但这些新技术的实用性还有待证实。

N. Matsumoto (✉) · T. Nakagawa
Department of Otorhinolaryngology, Graduate School of Medical Sciences, Kyushu University, Fukuoka, Japan
e-mail: matunozo@med.kyushu-u.ac.jp; nakataka@med.kyushu-u.ac.jp
B. Cho · M. Hashizume
Department of Advanced Medical Initiatives, Faculty of Medical Sciences, Kyushu University, Fukuoka, Japan
e-mail: bhcho@med.kyushu-u.ac.jp; mhashi@med.kyushu-u.ac.jp

S. Kakehata et al. (eds.), *Innovations in Endoscopic Ear Surgery*,
https://doi.org/10.1007/978-981-13-7932-1_8

外科医生认为经外耳道耳内镜手术（TEES）术式的出现改善了上述情况。IGS 屏幕在 TEES 中的作用与 ESS 类似。外科医生更喜欢在多个屏幕上切换视野，调整焦距，而不是在显微镜和屏幕之间切换视线。也可以将多个屏幕集成到一个大屏幕中。多个信息源可以显示在屏幕上，或者可以使用增强现实（AR）技术进行叠加[7,8]。AR 技术使得外科医生在整个手术过程中能够专注于一个屏幕。

但是，笔者也发现了图像引导下的 ESS 与 TEES 术式的一些区别。首先，在耳科手术中，解剖结构非常精细。第二，耳科医生通常不在 IGS 屏幕上寻找特定解剖结构，因为与各种形状和大小的鼻窦相比，颞骨的解剖结构变化较少。相反，耳科医生更多使用 IGS 对邻近解剖结构进行预警，如面神经或大血管[9]。鼻科及耳科专家对 IGS 的评价启示笔者，IGS 界面不能一成不变，而是可根据特定使用环境进行个性化定制。本文介绍了笔者对 IGS 界面的最新研究，这可能有助于 IGS 系统在耳内镜手术中发挥更有效的作用。

8.2 概　念

8.2.1 完整的内镜视图

传统的 AR 系统仅是简单地在显微镜或内镜视图上叠加 IGS 图像，外科医生对其实用性评价不高。这种叠加后的计算机图像与真实图像差距过大，不仅对外科医生的手术帮助不大，甚至起干扰作用。在耳科手术中，由于外科医生需要处理特别精细的结构，因此笔者需要尽可能细化主视图中的结构，即减少其他信息。另一方面，因为内镜是将圆形图像传送到矩形屏幕上，在内镜视图之外还有一些空间来放置其他信息，因此笔者的第一个设计理念是保持内镜视图完好无损，并将圆形内镜视图中显示的信息量降至最低（图 8.1、图 8.2）[10]。离内镜视图最近的圆周上的三角形指示器可显示预设解剖结构是在内镜圆圈内还是在内镜圆圈外，这些解剖信息被隐藏在内镜视图中。为此，笔者选择线形图像以尽量减少对外科医生视野的干扰，并且该线形图像可以随时关闭。

8.2.2 图像引导集成

笔者的第二个设计理念是将界面与 IGS 电脑图像相结合，跟踪手术设备并在 IGS 图像上显示为插图（图 8.2）。监测手术设备与重要解剖结构之间的距离，并将该距离显示在内镜圈之外的屏幕上。同样，叠加的线形图像可以在 IGS 程序开启期间关闭，并且可以被设置为仅

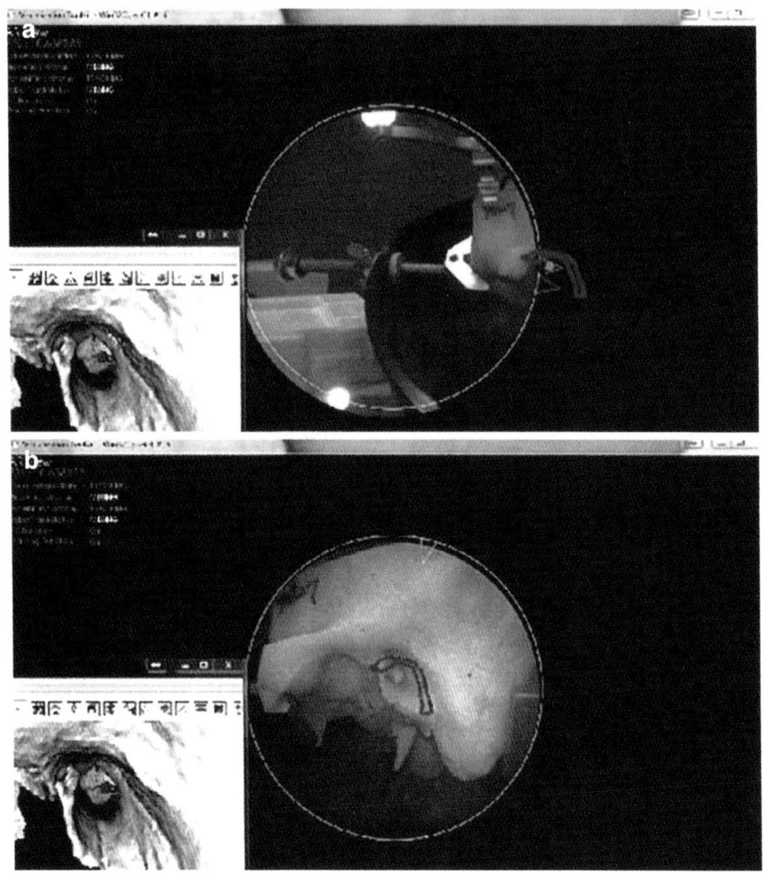

图 8.1 内镜视图和图像引导的叠加。(a)目标结构在内镜视野之外时的屏幕。三角形指示器指向圆圈外。蓝线表示面神经，绿线表示圆窗。只有当外科医生要求时，蓝线和绿线才会被可视化，因此内镜视图中显示的信息可达到最小化。(b)目标在内镜视野内时的屏幕

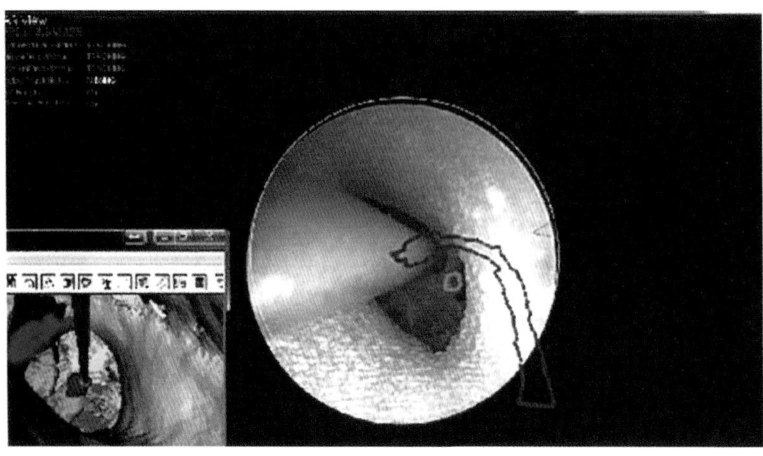

图 8.2 AR 和导航的结合。导航视图插入至 IGS 屏幕的左下角。蓝线表示面神经，绿线表示圆窗。只有当外科医生要求时，蓝线和绿线才被可视化，从而最小化内镜视图中显示的信息

当接近重要解剖结构导致警报被激活时才出现在屏幕上。

8.2.3　邻近多解剖结构预警

第三个设计理念是在界面中实现邻近解剖结构声音预警[4]。预设重要解剖结构的坐标（如在图 8.3 情况下的圆形窗口）并写入电脑程序中。连续监测手术设备的尖端和预设结构坐标之间的距离，当该距离触发计算机警报时，根据手术装置和结构之间的接近程度，屏幕上会出现不同颜色的色块和不同频率的报警音（8mm：黄色色块，300Hz 报警音；4mm：橙色色块，600Hz 报警音；2mm：红色色块，900Hz 报警音；图 8.3 a~c）。影响坐标警报系统的唯一不利因素是计算机的电量。

8.3　讨　论

本研究的重点在于 IGS 界面的开发，目的在于更有效地向外科医生传递重要信息。目前，大多数外科医生和 IGS 研究人员更关心的是 IGS 的整体准确性。由于准确性的问题尚未解决，外科医生、研究人员（以及期刊审稿人）在观察 IGS 研究的进展时，几乎都只关注准确性这个方面。因此，许多聚焦于 IGS“AR”研究的文章主要做关于准确性的研究，他们认为 AR 主要目的在于提高 IGS 的准确性[8,11-14]，这个观点有失偏颇。准确性和界面是两个独立的主题，AR 是一种可以用来优化界面的技术，但它在准确性方面的作用有限。另一方面，大多数关于 IGS 界面的研究都旨在将尽可能多的信息提供给外科医生，而关于减轻外科医生信息负担的研究很少。例如，大多数使用 AR 设备的新开发界面，如可穿戴平视显示器[5,6]都意在向外科医生提供更多信息。IGS 很容易被设计成一种囊括尽可能多信息的显示系统，设计者将所有可用的信息压缩到显示器中，反而使外科医生的视野被扰乱，系统有效性大打折扣。当今时代，技术可以完成的比我们想象的更多，尽管计算机可以接管外科医生的一些决策过程，但是目前认为这种决策技术不会给患者带来任何益处[15]。

笔者的研究是基于“删繁就简”的理念来设计的，按照这种理念，笔者仔细地对不同信息的重要性进行了排序。一些对于外科医生而言并不重要，但对工程师很重要的信息被工程师们合理安排在屏幕中。例如，跟踪设备的状态，设备是否处于跟踪状态中或处于丢失状态中，或者 IGS 屏幕的刷新率等信息，对 IGS 团队的工程师们而言非常重要，因为这些数据能够使他们监测系统的整体状态，这些数据被放置在 IGS

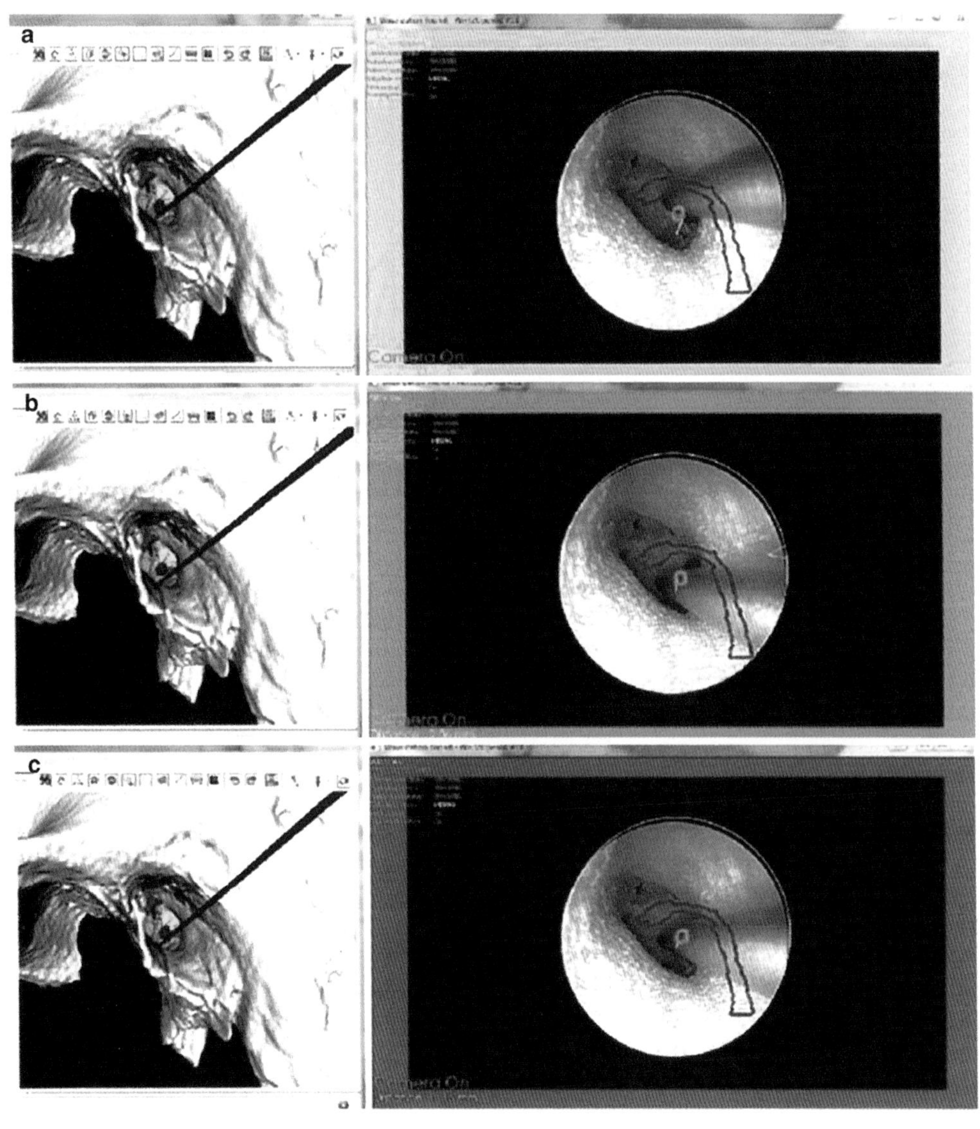

图 8.3 邻近解剖结构的预警功能。(a)当探头尖端距离目标(圆窗)小于 8mm 时的 IGS 屏幕。电脑会产生 300Hz 的报警音以及环绕 AR 屏幕周围的黄色色块。蓝线表示面神经，绿线表示圆窗。只有当外科医生要求时，蓝线和绿线才可视化，从而最大限度地减少内镜视图中显示的信息。(b)当探头尖端距离目标(圆窗)小于 4mm 时的 IGS 屏幕。电脑会产生 600Hz 的报警音以及环绕 AR 屏幕周围的橙色色块。(c)当探头尖端距离目标(圆窗)小于 2mm 时的 IGS 屏幕。电脑会产生 900Hz 的报警音以及环绕 AR 屏幕周围的红色色块

屏幕的左上角，尽可能远离内镜圆圈，防止对医生造成干扰。解剖结构的图像被显示为线形图像，除此之外的其他信息都放置在内镜视图之外，并且内镜圆圈内的线形图像还可以被移除。在这个界面中，外科医生可在内镜没有朝向解剖结构或者迷失解剖结构方向的情况下观

察 AR 图像；当外科医生将内镜正确指向所选解剖结构时，不会生成 AR 线形图像，该解剖结构会被充分显示在内镜圆圈内。负责该界面测试的外科医生认为这个界面非常重要，特别是当邻近解剖结构警告功能被激活时，彩色色块和报警音可更有效地突出显示重要信息。

本研究认为，为了确保未来计算机辅助手术系统的安全性，选择手术过程中不同阶段的相关信息并最小化一些非必要信息是很重要的，这便于外科医生集中精力查看手术过程中所需的必要信息。信息的选择策略需要进一步研究，我们可能会根据所进行外科手术的不同而制定不同的策略。个体化的、对用户更加友好的 IGS 界面可以进一步提高外科手术的安全性，而不会给外科医生带来过多的繁杂信息。

参考文献

[1] Dalgorf DM, Sacks R, Wormald PJ, et al. Image-guided surgery influences perioperative morbidity from endoscopic sinus surgery: a systematic review and meta-analysis. Otolaryngol Head Neck Surg,2013,149(1):17–29.

[2] Fried MP, Parikh SR, Sadoughi B. Image-guidance for endoscopic sinus surgery. Laryngoscope, 2008,118(7):1287–1792.

[3] Black D, Hansen C, Nabavi A, et al. A survey of auditory display in image-guided interventions. Int J Comput Assist Radiol Surg. 2017,12(10):1665–1676.

[4] Cho B, Oka M, Matsumoto N, et al. Warning navigation system using real-time safe region monitoring for otologic surgery. Int J Comput Assist Radiol Surg,2013,8(3):395–405.

[5] Sahyouni R, Moshtaghi O, Tran DK, et al. Assessment of Google glass as an adjunct in neurological surgery. Surg Neurol Int,2017,8:68.

[6] Yoon JW, Chen RE, ReFaey K, et al. Technical feasibility and safety of image-guided parieto-occipital ventricular catheter placement with the assistance of a wearable head-up display. Int J Med Robot,2017,13:4.

[7] Bernhardt S, Nicolau SA, Soler L, et al. The status of augmented reality in laparoscopic surgery as of 2016. Med Image Anal,2017,37:66–90.

[8] Citardi MJ, Agbetoba A, Bigcas JL, et al. Augmented reality for endoscopic sinus surgery with surgical navigation: a cadaver study. Int Forum Allergy Rhinol, 2016,6(5):523–528.

[9] Matsumoto N, Oka M, Cho B, et al. Cochlear implantation assisted by noninvasive image guidance. Otol Neurotol,2012,33(8):1333–1338.

[10] Lee S, Cho B, Matsumoto N, et al, editors. Augmented reality system with a simple interface for endoscopic ear surgery//Proceedings of IEEE EMBS, 2017.

[11] Citardi MJ, Yao W, Luong A. Next-generation surgical navigation systems in sinus and skull base surgery. Otolaryngol Clin N Am,2017,50(3):617–632.

[12] Li L, Yang J, Chu Y, et al. A novel augmented reality navigation system for endoscopic sinus and skull base surgery: a feasibility study. PLoS One,2016,11(1):e0146996.

[13] Zeng B, Meng F, Ding H, et al. A surgical robot with augmented reality visualization for stereoelectroencephalography electrode implantation. Int J Comput Assist Radiol Surg, 2017,12(8): 1355–1368.

[14] Zhou C, Zhu M, Shi Y, et al. Robot-assisted surgery for mandibular angle split osteotomy using augmented reality: preliminary results on clinical animal experiment. Aesthet Plast Surg,2017,41(5):1228–1236.

[15] Luz M, Manzey D, Modemann S, et al. Less is sometimes more: a comparison of distance-control and navigated-control concepts of image-guided navigation support for surgeons. Ergonomics,2015,58(3):383–393

TEES 与中耳黏膜再生

第 9 章

Kazuhisa Yamamoto, Hiromi Kojima

9.1 引　言

术后正常中耳腔的形成有赖于中耳黏膜的再生、生理性通气功能的恢复和鼓膜粘连的预防。然而，中耳的炎症容易导致中耳黏膜上皮的术后再生延迟，使中耳黏膜的固有功能受损，不利于中耳有效气化腔的形成。尤其是粘连性中耳炎患者，鼓膜回缩并黏附于中耳腔内壁，术中剥离上皮层使中耳骨质暴露，使中耳黏膜难以保留。与其他中耳疾病相比，粘连性中耳炎患者术后听力改善较差。

因此，如果受损的中耳黏膜能在术后早期再生，就有可能防止鼓膜再次粘连，防止粘连性中耳炎复发。然而，实现中耳黏膜早期再生一直是一个严峻的挑战。Suzuki 等报道了一种直接移植鼻黏膜替代中耳黏膜 [1] 的方法，为预防术后鼓膜回缩和再粘连，促进中耳黏膜再生提供了一种潜在有效的治疗方法。胶原海绵或硅板等材料的移植也被用于保护和促进中耳黏膜的再生 [2,3]。然而，这些方法的有效性以及这些技术的稳定性目前尚未被证实。

使用温度感应式培养皿的细胞层片技术的再生医学 [4,5] 已经在治疗角膜缘干细胞缺陷 [6] 和内镜黏膜切除 [7] 后的人工食管溃疡的临床试验中取得了成功。笔者在既往研究中已经证明移植培养的兔鼻黏膜上皮

K. Yamamoto (✉) · H. Kojima
Department of Otorhinolaryngology, Jikei University School of Medicine, Tokyo, Japan
e-mail: kazu1109@jikei.ac.jp

S. Kakehata et al. (eds.), *Innovations in Endoscopic Ear Surgery*,
https://doi.org/10.1007/978-981-13-7932-1_9

细胞层片能够促进兔中耳黏膜的再生[8]，并且成功地制备出了人鼻黏膜上皮细胞层片[9]。在此基础上，笔者开展并报道了一种新的外科手术方法，即将培养的自体上皮细胞层片的移植与鼓室成形术相结合，以促进中耳黏膜的术后再生[10]。这种新技术被证实是鼓室内细胞移植的一种很好的选择。本文提出一种促进粘连性中耳炎患者中耳黏膜再生的新方法。

9.2 方 法

9.2.1 培养基的制备

配制每例患者的自体角质形成细胞培养基（KCM），培养基由3部分组成：DMEM培养基（Dulbecco's modified Eagle's medium，Sigma）；Ham培养基（nutrient mixure ham's F-12 medium，Sigma）；5%自体人血清（AHS），氢化可的松（0.5μg/mL），胰岛素（5.0μg/mL），转铁蛋白（10μg/mL），三碘甲状腺原氨酸（6.5ng/mL）、表皮生长因子（0.5ng/mL），霍乱毒素（1nM），青霉素G钠（100U/mL）和硫酸链霉素（100mg/mL）。在准备用于培养基的患者血清前，对每例患者的血液进行筛查，以确保其没有被感染。

9.2.2 制备鼻黏膜上皮细胞层片

在门诊采用鼻内镜下手术获取下鼻甲黏膜。使用利多卡因（AstraZeneca，Osaka，Japan）对下鼻甲进行浸润麻醉，从下鼻甲取约10mm×10mm的黏膜，并进行手术部位的止血。取下的鼻黏膜放入含有青霉素G钠（100U/mL）和硫酸链霉素（100mg/mL）的DMEM中，并立即送到符合药品生产质量管理规范（GMP）要求的细胞处理间（CPF）。

所有程序都是在CPF无菌条件下进行的。每个鼻黏膜标本用聚维酮碘消毒1次，用含青霉素G钠（100U/mL）和硫酸链霉素（100mg/mL）的DMEM洗涤3次。每个经消毒的鼻黏膜标本分成4份，用1000U/mL的蛋白酶（Godo Shusei，Tokyo，Japan）在37℃下处理2h。使上皮与底层固有质分离，尽可能将其切碎，后置于覆盖有I型胶原蛋白的培养皿（BD BioCoat，Franklin Lakes，NJ，USA）中，在KCM中进行体外原代培养。2周后，将胰酶处理培养的细胞，以5×10^4细胞/cm^2的密度接种于可调节温度的培养皿（CellSeed，Tokyo，Japan）中。在KCM中培养12d后，将温度由37℃降至20℃，30min后收集培养的细胞。

在移植前，对制备的自体细胞

层片进行质量参数的测定。对培养基上清液进行细菌，支原体，病毒（乙型肝炎病毒、丙型肝炎病毒、艾滋病毒、人类嗜 T 淋巴细胞病毒），梅毒和内毒素的检验。在移植当天，对制备好的细胞层片采用流式细胞术测定 pan-CK 阳性率来确定细胞纯度。

9.2.3　经外耳道耳内镜手术（TEES）鼓膜成形术

首先制备并掀起耳道鼓膜瓣。对于粘连性中耳炎患者，清除中耳腔内液性物质，分离听骨链或鼓岬的粘连，并检查听骨链。去除特殊患者中粘连的病理性鼓膜。对于镫骨结构完整的患者，可以在镫骨头上进行听骨重建；对于镫骨结构不完整的患者，可以通过镫骨足板进行听骨重建。

9.2.4　细胞层片移植到中耳

在内镜下进行自体细胞层片移植。

使用硅胶板作为细胞层片的传送载体。细胞层片放置在硅板上以作支撑。细胞层片在 TEES 中被移植到已经失去黏膜的鼓室骨表面。

将细胞层片移植到鼓室暴露的骨表面，并使用软骨 / 细胞层片重建鼓膜。通过在镫骨周围和重建鼓膜后表面移植细胞层片可以防止鼓膜粘连的复发。图 9.1 显示了粘连性中耳炎患者的细胞层片移植过程。在细胞层片移植后，复位耳道鼓膜瓣。

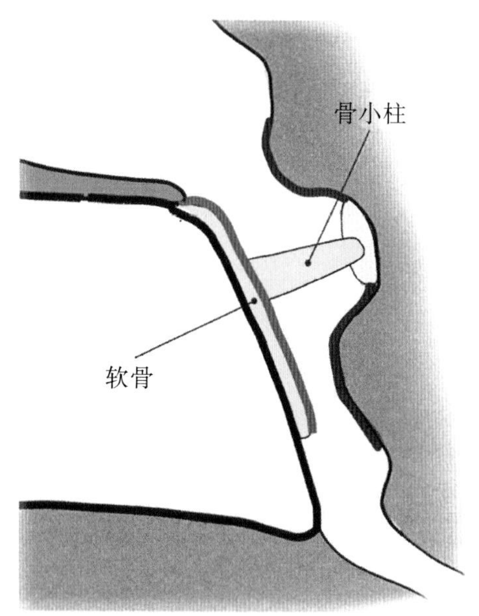

图 9.1　冠状面示意图：放置在鼓室暴露骨面的细胞层片以蓝色表示，而放置在重建鼓膜后面的细胞层片以红色表示。将细胞层片移植到鼓室内的暴露骨面和重建鼓膜的后面，以防止鼓膜的再粘连

9.3　TEES 中细胞层片移植的手术步骤

本节介绍一例右侧粘连性中耳炎患者 TEES 中放置两张分离细胞层片的手术步骤。该患者之前接受过两次鼓室成形术。第一步是制备耳道鼓膜瓣（图 9.2），然后掀起耳道鼓膜，移除与鼓岬的粘连（图 9.3）。图 9.4 显示了硅板支撑的自体下鼻甲黏膜制备的组织工程上皮细胞层片（图 9.5）。将细胞层片置于鼓室暴露的骨表面（图 9.6）。然后取出硅胶板，将细胞层片铺在骨表面

（图 9.7）。切取一块软骨并将第二个细胞层片放置在软骨表面，构成一种新的复合移植物用于软骨鼓室成形术（图 9.8）。将复合移植物置于所需部位，并进行软骨鼓室成形术，使细胞层片朝向鼓室侧（图 9.9）。此例患者镫骨板上部结构缺失，通过在镫骨足板上放置自体骨小柱重建听力（图 9.10）。细胞层片移植后，将细胞层片固定于软骨背面（图 9.11），并重新复位耳道鼓膜瓣（图 9.12）。

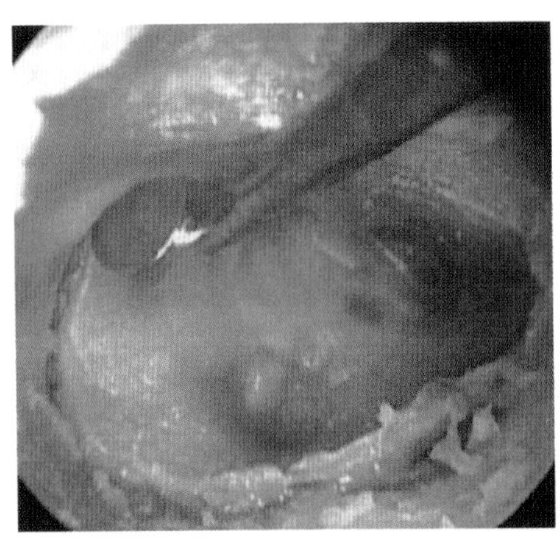

图 9.2 耳道鼓膜瓣的制备

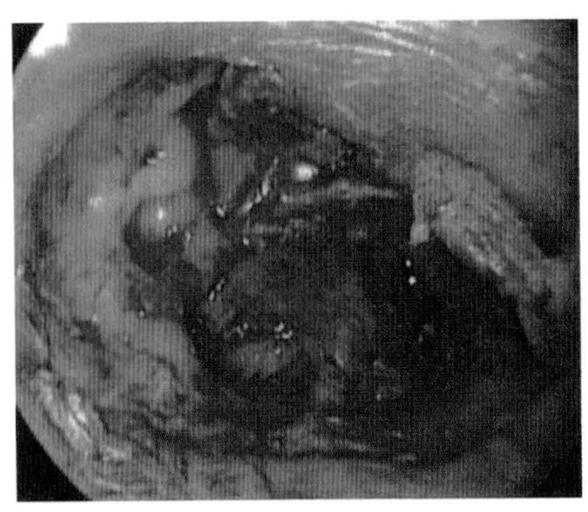

图 9.3 掀起耳道鼓膜瓣并去除与鼓岬的粘连

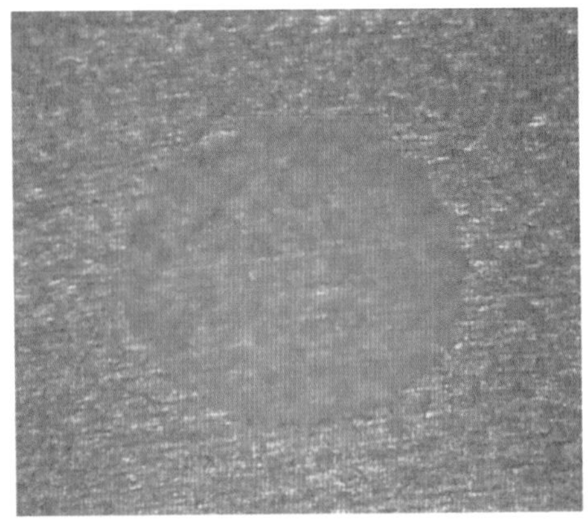

图 9.4 下鼻甲黏膜制成的自体组织工程上皮细胞层片

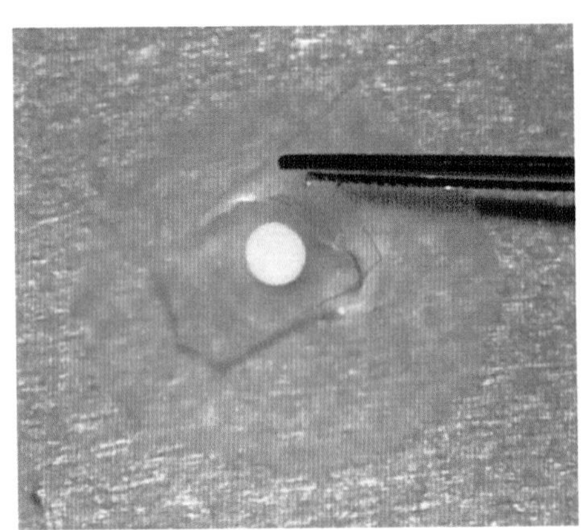

图 9.5 将自体组织工程上皮细胞层片支撑于硅胶板上

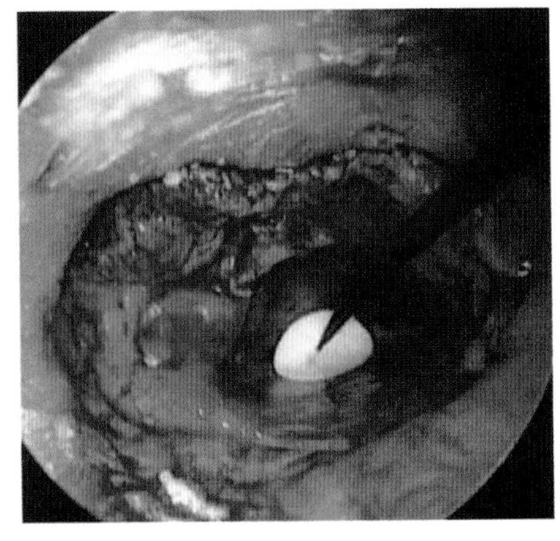

图 9.6 将支撑硅胶板连同细胞层片送入鼓室，并将细胞层片压在鼓室暴露的骨表面

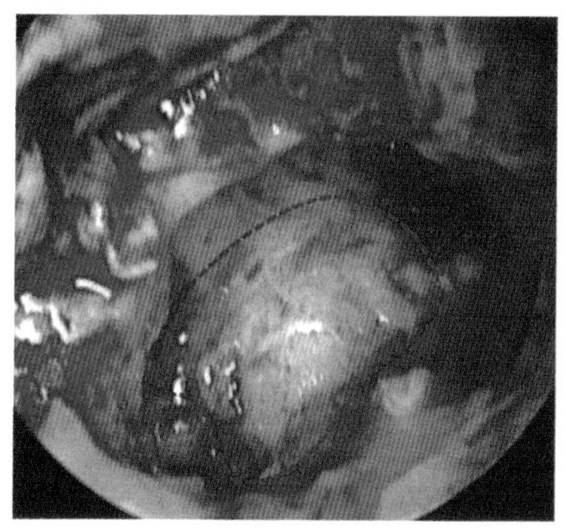

图 9.7　移除硅胶板，将细胞层片平铺于鼓室暴露的骨表面（移植的细胞层片在蓝色虚线内）

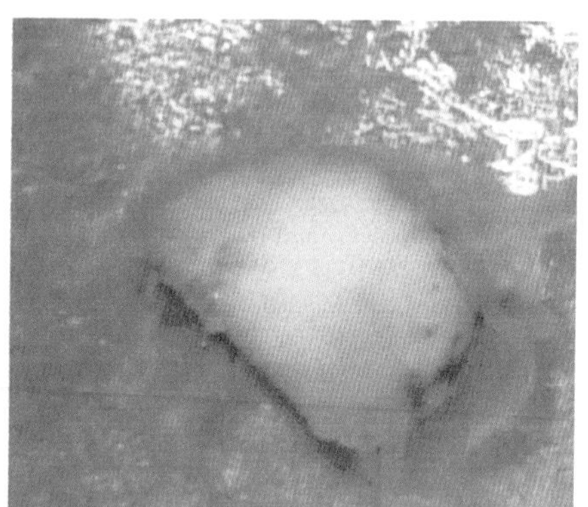

图 9.8　将细胞片置于鼓室成形术所用软骨的表面并将其 朝向鼓室，以形成软骨鼓室面

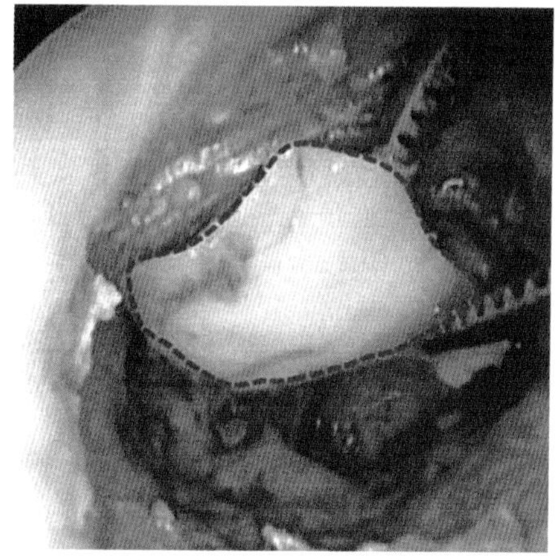

图 9.9　将由软骨和细胞层片组成的复合移植物放置于移植部位。行软骨鼓室成形术，使细胞层片面朝向鼓室侧（附着在软骨上的细胞薄片在蓝色虚线内）

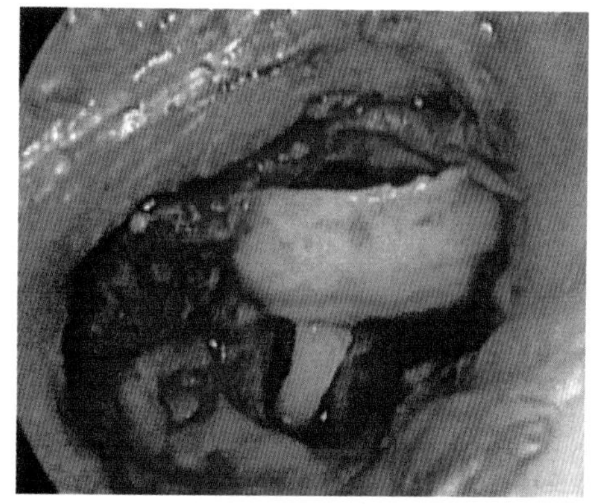

图 9.10　由于镫骨上部结构缺少，通过在镫骨足板上放置自体骨小柱重建了听骨链

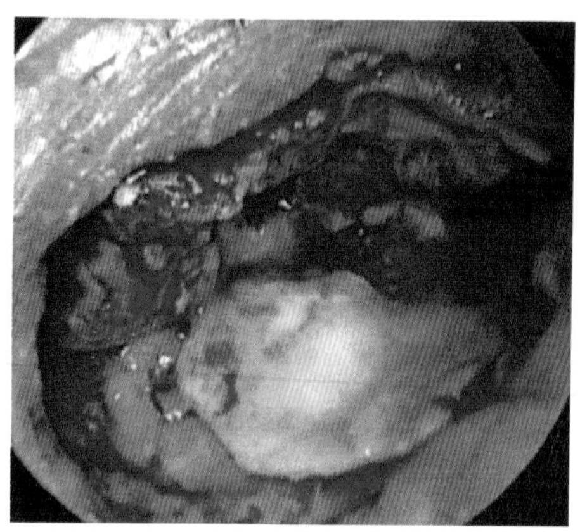

图 9.11　将细胞层片固定于软骨背面

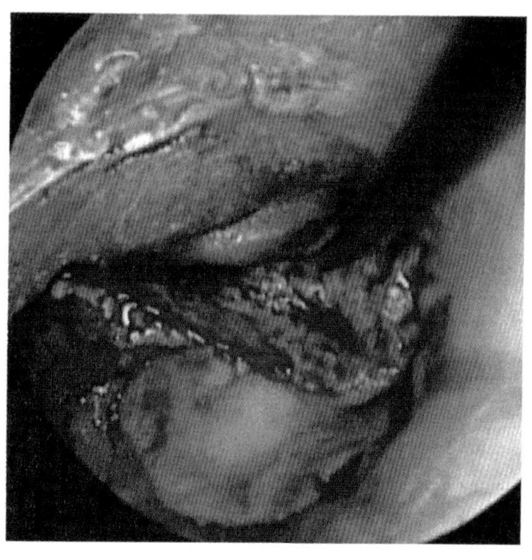

图 9.12　细胞层片移植后重新复位耳道鼓膜瓣

9.4 结　论

在 TEES 中植入细胞层片可以显著改善中耳手术患者的预后。

参考文献

[1] Suzuki J, Yanagihara N, Kadera K. The partially implantable middle ear implant, case reports. Adv Otorhinolaryngol, 1987,37:178–184.

[2] McGhee MA, Dornhoffer JL. The effect of gelfilm in the prevention of fibrosis in the middle ear of the animal model. Am J Otol,1999,20:712–716.

[3] Ng M, Linthicum FH Jr. Long-term effects of silastic sheeting in the middle ear. Laryngoscope,1992,102:1097–1102.

[4] Okano T, Yamada N, Sakai H, et al. A novel recovery system for cultured cells using plasma-treated polystyrene dishes grafted with poly (N-isopropylacrylamide). J Biomed Mater Res,1993,27:1243–1251.

[5] Yamato M, Utsumi M, Kushida A, et al. Thermo-responsive culture dishes allow the intact harvest of multilayered keratinocyte sheets without dispase by reducing temperature. Tissue Eng,2000,7:1473–1480.

[6] Nishida K, Yamato M, Hayashida Y , et al. Corneal reconstruction with tissue-engineered cell sheets composed of autologous oral mucosal epithelium. N Engl J Med, 2004,351:1187–1196.

[7] Ohki T, Yamato M, Ota M, et al. Prevention of esophageal stricture after endoscopic submucosal dissection using tissue-engineered cell sheets. Gastroenterology,2012,143:582–588.

[8] Yamamoto K, Hama T, Yamato M, et al. The effect of transplantation of nasal mucosal epithelial cell sheets after middle ear surgery in a rabbit model. Biomaterials. 2015,42:87–93.

[9] Hama T, Yamamoto K, Yaguchi Y, et al. Autologous human nasal epithelial cell sheet using temperature- responsive culture insert for transplantation after middle ear surgery. J Tissue Eng Regen Med,2017,11(4):1089–1196.

[10] Yamamoto K, Yamato M, Morino T, et al. Middle ear mucosal regeneration by tissue-engineered cell sheet transplantation. NPJ Regen Med, 2017,2:6. https:// doi.org/10.1038/s41536-017-0010-7.

第 10 章 骨刮匙手柄对耳内镜手术中骨质去除的改良

Yu Matsumoto

10.1 引言

内镜手术出现于20世纪80年代早期，最先应用于腹腔镜胆囊切除术，随后逐渐应用于其他外科领域，包括消化外科、妇科、泌尿外科和神经外科。与传统的开放式手术相比，内镜手术具有创伤小、美容效果好、住院时间短等优势，近期的综述大多认为内镜手术的并发症发病率与开放式手术相同或更低。在耳鼻喉科领域，鼻窦内镜手术已经超越了经典的前壁开窗入路手术，即Caldwell-Luc手术（上颌窦根治术）。

随着配备细直径镜头的高清晰度摄像系统的出现，耳内镜越来越多地应用于耳外科手术。耳内镜手术的优点在耳外科和其他领域都得到了广泛的展示，包括可视化更佳，损伤更小，以及教学更便捷[1,2]。毫无疑问，内镜最大的缺点是它需要单手手术，使医生在处理出血时不能吸除骨粉。

为了扬长避短，国际耳内镜外科协作组（IWGEES）一直在研制耳内镜手术专用设备和仪器。例如，Thomassin系列器械具有弯曲的剥离子、锋利的钩针和精细的显微钳，可配合角度内镜手术。另一个很好

Y. Matsumoto (✉)
Department of Otolaryngology and Head and Neck Surgery, Graduate School of Medicine, The University of Tokyo,
Tokyo, Japan

S. Kakehata et al. (eds.), *Innovations in Endoscopic Ear Surgery*,
https://doi.org/10.1007/978-981-13-7932-1_10

的例子是 Panetti 系列[4]，其带吸引功能的手术器械，可以让术者在进行单手操作时更好地处理组织解剖过程中的出血。有经验的术者使用这些工具最终减少了需要的骨移除量，因为术者不仅可以通过这些工具观察死角，而且可以应用这些工具清理死角病灶。事实上，耳内镜手术在处理小的内陷囊袋胆脂瘤、听骨脱位或镫骨时，有时只需要去除很少量骨质或不去除骨质。尽管诸如微钻、压电装置和超声骨刀等动力设备在清除大面积骨质时很有用，但凿子、锤子和刮匙的组合在少量的骨质清除中同样有效。此外，这些设备会使飞溅的骨粉污染内镜视野，而骨刮匙不会产生这种粉尘。然而，在某些情况下，例如骨质又厚又硬时，骨刮匙很难操作，因为它必须依赖于术者的手指力量。

10.2 手柄的设计与使用

因此，笔者设计了一种用于骨刮匙的手柄，目的是提高手操作骨刮匙时的刮骨强度。T 形器械被设计为紧贴于骨刮匙的八角形手柄（图 10.1、图 10.2）。手柄的位置可以根据术者的舒适程度进行线性或旋转调整。手柄的长度为 80mm，设计为从术者的手掌稍微延伸（图 10.3）。定位后，通过拧紧螺丝将手柄固定（图 10.2）。有了手柄，骨刮匙就可以像扳手一样旋转。因此，不用依靠指尖的力量，刮匙可以用手腕轻松地旋转，顺时针和逆时针方向均可（图 10.4）。需要注意的是，刀柄并不能提高剔骨的速度，而是增强了刮匙使用的力量和精度。此外，术者可以在轻轻旋转手柄的同时，使用内镜连续地观察刮匙的头端。

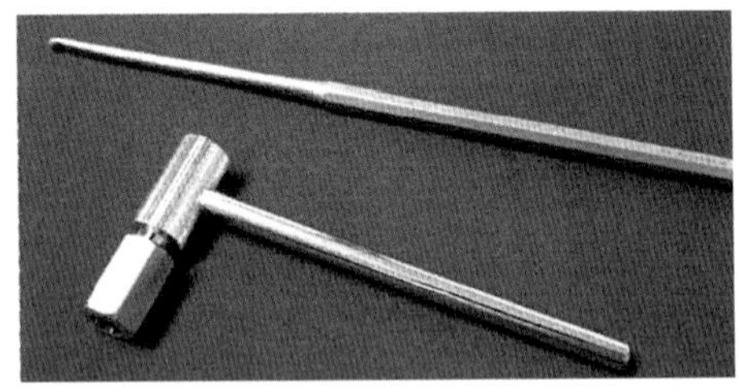

图 10.1　骨刮匙手柄和骨刮匙

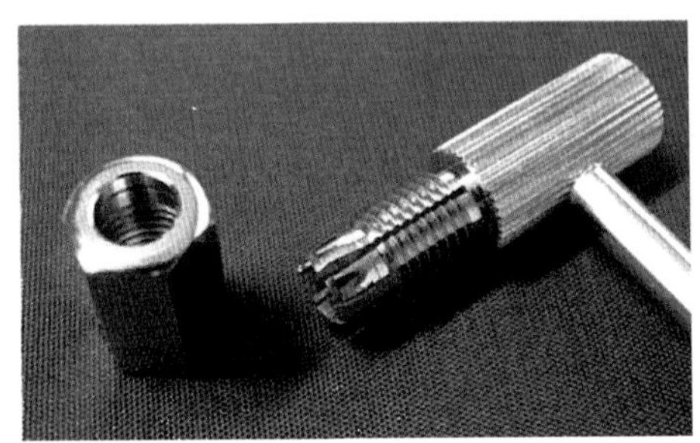

图 10.2　八叶金属片及拧紧螺丝的配件，可以与八角形的骨刮匙手柄相连

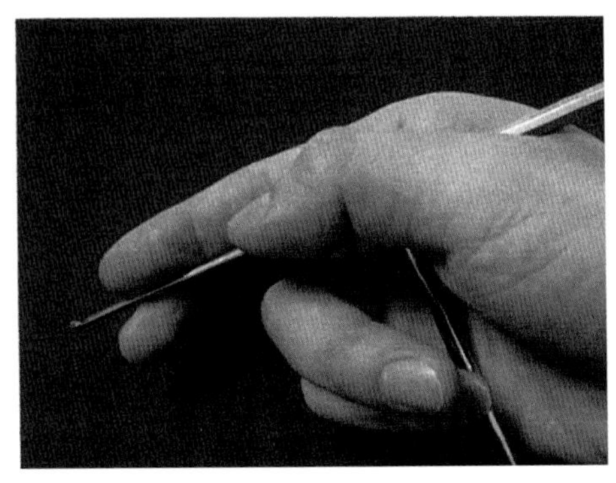

图 10.3　右利手术者手持带有手柄的刮匙

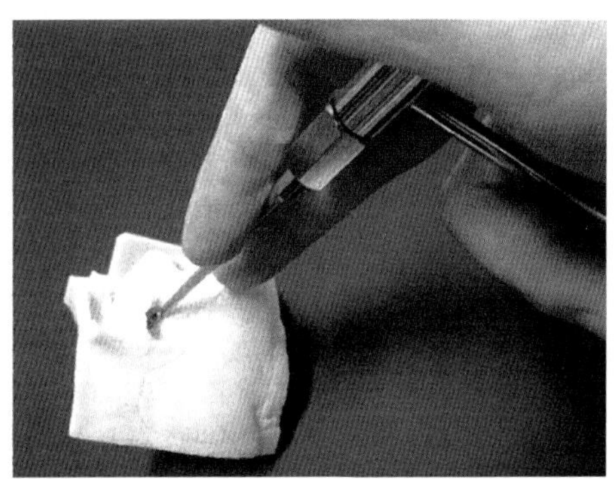

图 10.4　右利手科医生旋转刮匙

10.3　结　论

早期耳内镜手术的特点是利用尖端的科技，而随着该领域的发展和成熟，我们期望这种手术更多地采用一些朴实但又非常重要的，如本章节所讲的这种很小的改进器械。仪器设备的进一步改进将有助于拓展耳内镜手术的适应证。

参考文献

[1] Tarabichi M, Nogueira JF, Marchioni D, et al. Transcanal endoscopic management of cholesteatoma. Otolaryngol Clin N Am,2013,46(2):107–130.

[2] Tarabichi M, Kapadia M. Principles of endoscopic ear surgery. Curr Opin Otolaryngol, 2016,24(5):382–387.

[3] Thomassin JM, Korchia D, Doris JM. Endoscopic-guided otosurgery in the prevention of residual cholesteatomas. Laryngoscope,1993,103(8):939–943.

[4] Badr-El-Dine M, James AL, Panetti G. Instrumentation and technologies in endoscopic ear surgery. Otolaryngol Clin N Am, 2013,46(2):211–225.

第 11 章 耳内镜下鼓膜再生医学

Shin-ichi Kanemaru

11.1 引　言

外伤性急性鼓膜（TM）小穿孔通常可自然愈合，而慢性陈旧性鼓膜大穿孔很难快速自然愈合。鉴于鼓膜有这种天然的潜在修复力。在适当生长条件下，慢性陈旧性鼓膜大穿孔再生也是可能的。根据组织工程概念，组织再生必需的基本要素有 3 种：细胞、细胞支架和调节因子。除了这 3 个要素外，设计提供再生的适宜环境也十分必要（图 11.1）[1-3]。

运用现代组织工程原则，笔者发明了一个对鼓膜大穿孔或鼓膜全穿孔无须常规手术治疗的新方法，该方法可在门诊应用，使得鼓膜穿孔愈合率达到了 85%。并使患者的听力得到最大程度的提高[4,5]。

笔者最初限定这种治疗方法适用的患者为，易于通过显微镜看清整个鼓膜，且鼓膜穿孔为干性，中耳没有活动性炎性病变，无中耳手术史的患者。治疗前，通过颞骨 CT，确定所有患者的乳突和鼓窦气房发育正常。但是对于很多患者，很难通过标准的显微镜来看清整个鼓膜。

近年来，作为一个可选择的手术

S.-i. Kanemaru (✉)
Department of Otolaryngology – Head and Neck Surgery, Medical Research Institute, Kitano Hospital,
Osaka, Japan
Translational Research Informatics Center, Foundation for Biomedical Research and Innovation,
Kobe, Japan
e-mail: kanemaru@ent.kuhp.kyoto-u.ac.jp

S. Kakehata et al. (eds.), *Innovations in Endoscopic Ear Surgery*,
https://doi.org/10.1007/978-981-13-7932-1_11

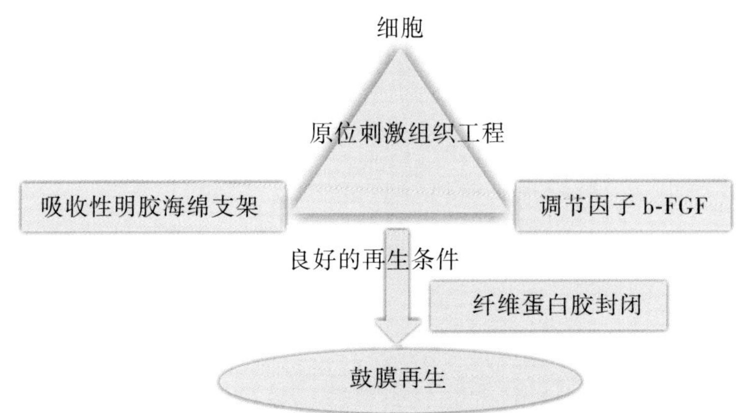

图 11.1　组织工程三要素，基于刺激组织工程概念的鼓膜再生策略示意图。介绍了 3 个基本因素中的 2 个，一个是作为支架的吸收性明胶海绵，另一个是作为调节因子的生长因子。当鼓膜穿孔边缘受到机械性刺激，细胞期待的内生性生长因子增多，纤维蛋白胶滴入吸收性明胶海绵，使其密封在鼓膜穿孔上，产生有利于再生的条件

方式，经外耳道耳内镜手术（TEES）已成为微创手术的热点。耳内镜手术最大优势之一就是手术视野佳，能够清楚地看到鼓膜和鼓室腔，提示笔者耳内镜会有很大的应用潜力。因此，对于外耳道狭窄以及显微镜下很难看清完整鼓膜的患者，可通过 TEES 治疗鼓膜穿孔[6,7]。

11.2　患者的选择

下面是选择使用鼓膜再生方法治疗鼓膜穿孔患者的要点。

（1）耳无流脓，中耳无活动性炎症和感染。

（2）颞骨 CT 片显示乳突和鼓窦蜂房气化好，未见局部有肉芽组织密度影。

（3）听骨链连接良好。

（4）无中耳手术史。

（5）为非热损伤或者放疗引起鼓膜穿孔。

除以上要点外，所选择的临床研究对象是耳显微镜下不易观察到鼓膜全貌的患者。

笔者从鼓膜穿孔患者中筛选出 20 例患者（年龄 22~85 岁，男性 9 例，女性 11 例），其中 13 例鼓膜伴有钙化斑，7 例为单纯鼓膜穿孔。根据穿孔大小可分为 3 组，穿孔小于整体鼓膜尺寸的 1/3 为Ⅰ级（n=2）；穿孔占 1/3~2/3 为Ⅱ级（n=5）；穿孔大于 2/3 为Ⅲ级（n=13）（表 11.1）。

本研究仅限于能够充分理解治疗过程，同意新的治疗方法，并签署知情同意书的患者。该治疗方法获得了 Kanai 医院（kyoto, Japan）以及 Kiano 医院医学研究机构的 IRB（Osaka，Japan）的伦理委员会批准，程序符合赫尔辛基宣言。

表 11.1　鼓膜穿孔分级

分级	总数 n=20	Ⅰ级 n=2	Ⅱ级 n=5	Ⅲ级 n=13
鼓膜穿孔愈合率	90.0%（18/20）	100%(2/2）	80.0%(4/5）	92.3%(12/13）
治疗次数	1~4（均次 1.6）	1~2（均次 1.5）	1~4（均次 1.2）	1~4（均次 1.8）
平均听力提高	NA → 18.4dB LA → 23.2dB	11.7dB 20.8dB	15.7dB 22.7dB	20.5dB 30.1dB
不良事件	TO → n = 4 RTM → n = 2 EP → n = 2	n = 0 n = 0 n = 0	n = 1 n = 1 n = 1	n = 3 n = 1 n = 1

Ⅰ级：穿孔小于鼓膜 1/3；Ⅱ级：穿孔占鼓膜 1/3~2/3；Ⅲ级：穿孔大于鼓膜 2/3。NA：0.5kHz、1kHz 及 2kHz 的平均听阈。LA：0.125 kHz、0.25kHz 及 0.5kHz 的平均听阈。TO：短暂耳流脓。RTM：鼓膜轻度内陷。EP：上皮珠

11.3　材料与方法

11.3.1　治疗材料

用于鼓膜修补的材料包括包含纤维生长因子 b（b-FGF, Fibrast: Kaken Pharma Co., Ltd., Tokyo, Japan）的吸收性明胶海绵（Spongel: Astellas Pharma Inc.,Tokyo,Japan）、纤维蛋白胶（Beriplast: CSL Behring Co.,Ltd.,Tokyo,Japan）（图 11.2）。

11.3.2　治疗过程

该治疗可在门诊局部麻醉下进行。基本过程见图 11.3。治疗 1 次后，

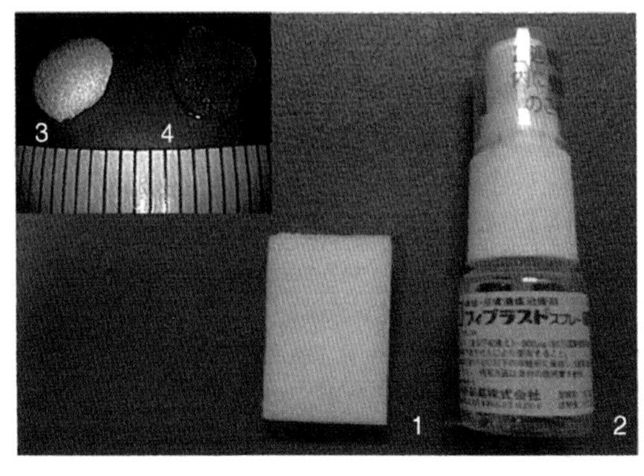

图 11.2　（1）吸收性明胶海绵。（2）纤维生长因子（b-FGF）。（3）修剪好的吸收性明胶海绵。（4）吸附纤维生长因子的吸收性明胶海绵

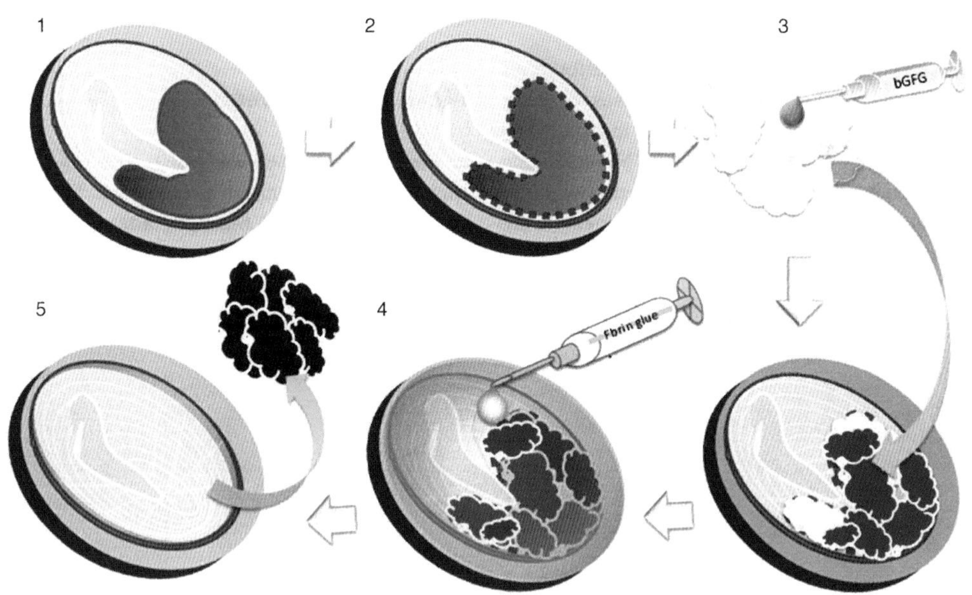

图 11.3　鼓膜再生的治疗方法和过程。（1）鼓膜大穿孔。（2）局部麻醉后耳内镜下在穿孔边缘制作新鲜创面。（3）把吸收性明胶海绵修剪成略大于穿孔的尺寸，吸附纤维生长因子（b-FGF）。（4）将含有 b-FGF 的吸收性明胶海绵放在鼓膜穿孔表面，紧贴残余鼓膜，吸收性明胶海绵因吸附鼓膜表面的血液而变色，随后纤维蛋白胶滴在海绵上，治疗结束。（5）治疗 3 周后。耳内镜下清理鼓膜表面残留的吸收性明胶海绵壳。若鼓膜穿孔未完全封闭，该治疗可以重复 4 次

穿孔未完全封闭者，该方法可重复治疗 4 次。治疗期间嘱咐患者不要用力擤鼻、打喷嚏，并在 3 周后复查。

鼓膜有严重钙化斑的穿孔，若去除钙化斑，可导致鼓膜穿孔增大。治疗前通过内镜证实鼓膜穿孔内侧面没有上皮残留，方可进行鼓膜再生治疗。

常规耳内镜手术与耳内镜下鼓膜再生治疗的区别如下：常规耳内镜鼓膜修补术需要从外耳道后壁皮肤处把鼓膜掀起至鼓环水平，并使鼓膜从锤骨柄处完全分离。耳内镜下鼓膜再生术的外耳道后壁皮肤和鼓膜不需要翻起，鼓膜在锤骨柄处也不用分离。Knutsson 等学者研究发现：鼓膜再生所需的内源性干细胞和祖细胞位于鼓环、锤骨柄和鼓膜脐周。提示鼓膜损伤若位于这些区域，其再生很困难。因此，为了使鼓膜能够再生，应该完整保护鼓膜这 3 个区域。

11.4　评　估

鼓膜穿孔治疗的效果应当通过一些特定的指标来评估：鼓膜穿孔愈合率、听力水平及不良事件。最终的评估在初次治疗 6 个月后进行。听力

水平的评估应当涵盖治疗前、治疗后3个月及6个月。治疗后3周，患者应被分为有穿孔组及无穿孔组。成功率是基于4个治疗周期后鼓膜穿孔完全愈合率而计算的。

11.5 结　果

表11.1列出了所有结果。

11.5.1 鼓膜穿孔愈合率

4个疗程内总的鼓膜穿孔愈合率是90%（18/20）。表11.1列出了详细结果。1次、2次、3次、4次治疗后的人数（愈合率）依次为14（70.0%）、2（10%）、2（10%）及0（0）。只有2例患者经过4个疗程治疗后穿孔未完全愈合。在这2例病例中，遗留的穿孔非常小。图11.4及图11.7展示的是典型的鼓膜再生案例。图11.5及图11.6显示为操作过程（图11.7）。

11.5.2 听力水平

所有病例均有听力改善。即使2例鼓膜残留小穿孔患者，其0.5kHz、1kHz及2kHz处平均听阈也分别改善了15.0dB和18.3dB。通过这种再生治疗，听力明显改善，骨气导差距几乎完全闭合。听力恢复大部分位于低频区。图11.8显示了病例1的听力水平变化。

11.5.3 不良事件

4例患者在治疗后的数天里发生了耳溢液。2例患者在治疗后6个月出现了鼓膜轻微回缩。这2例病例听力出现了很小的骨气导差，并且由于患者感到耳内闷胀感，笔者对其进行了鼓膜穿刺。另有2例在治

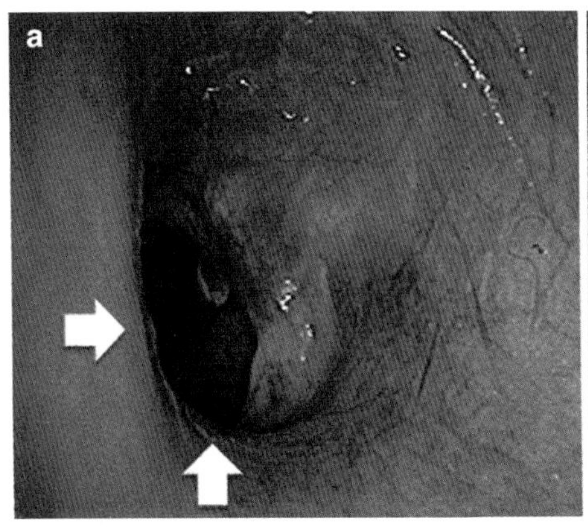

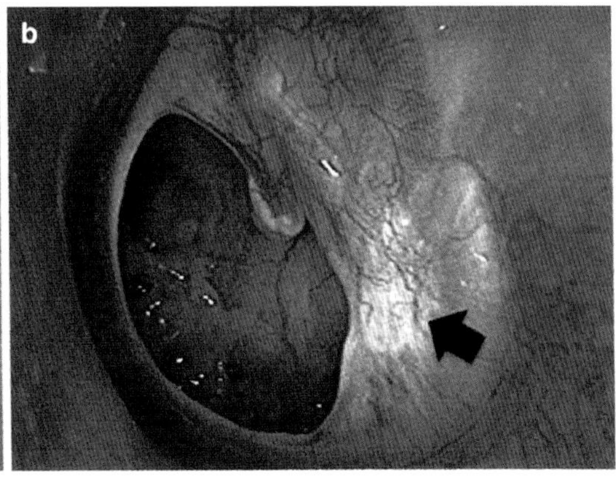

图11.4 一例73岁男性患者，通过显微镜很难直接观察鼓膜穿孔边缘。（a）白色箭头显示骨性外耳道向内突出。（b）黑色箭头显示鼓膜钙化

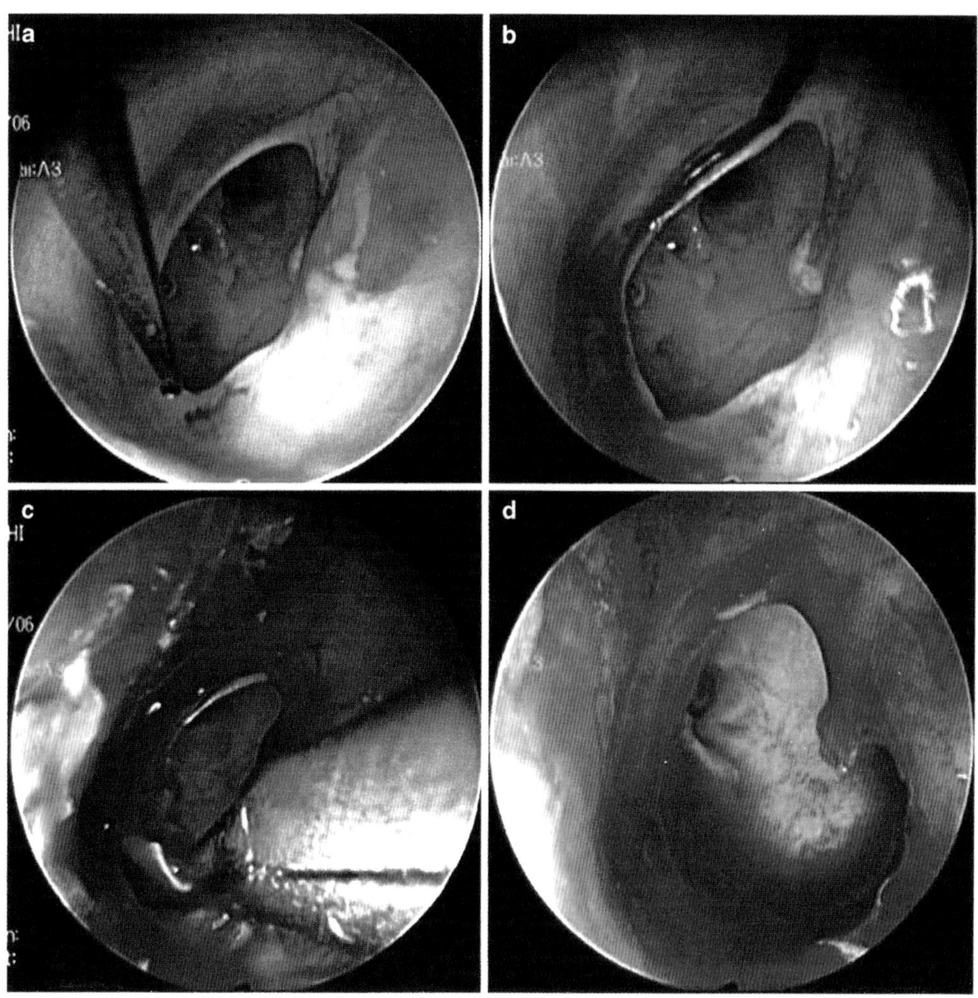

图 11.5　操作过程 Ⅰ。(a,b)使用显微针或鼓膜切开刀沿鼓膜穿孔边缘精确制作出新鲜创缘。(c) 切除残缘。(d) 切除残缘后的穿孔

疗后 3 个月在鼓膜表面出现了上皮珠，但易于去除。未发现任何患者有严重并发症。

11.6　讨　论

现有的治疗鼓膜穿孔的手术方法如鼓膜修补术或鼓室成形术，通常很难达到提高听力的目的。这是因为重建不良导致较厚重的鼓膜，鼓膜与锤骨分离，或者出现再穿孔。用来进行鼓膜重建的自体组织如颞肌筋膜，并不能很好地改善听力，因为重建的鼓膜很难与本身的鼓膜完全一样。移植的自体组织并不能生长为鼓膜本身，它只是为周围细胞浸润及生长提供支架。这些细胞

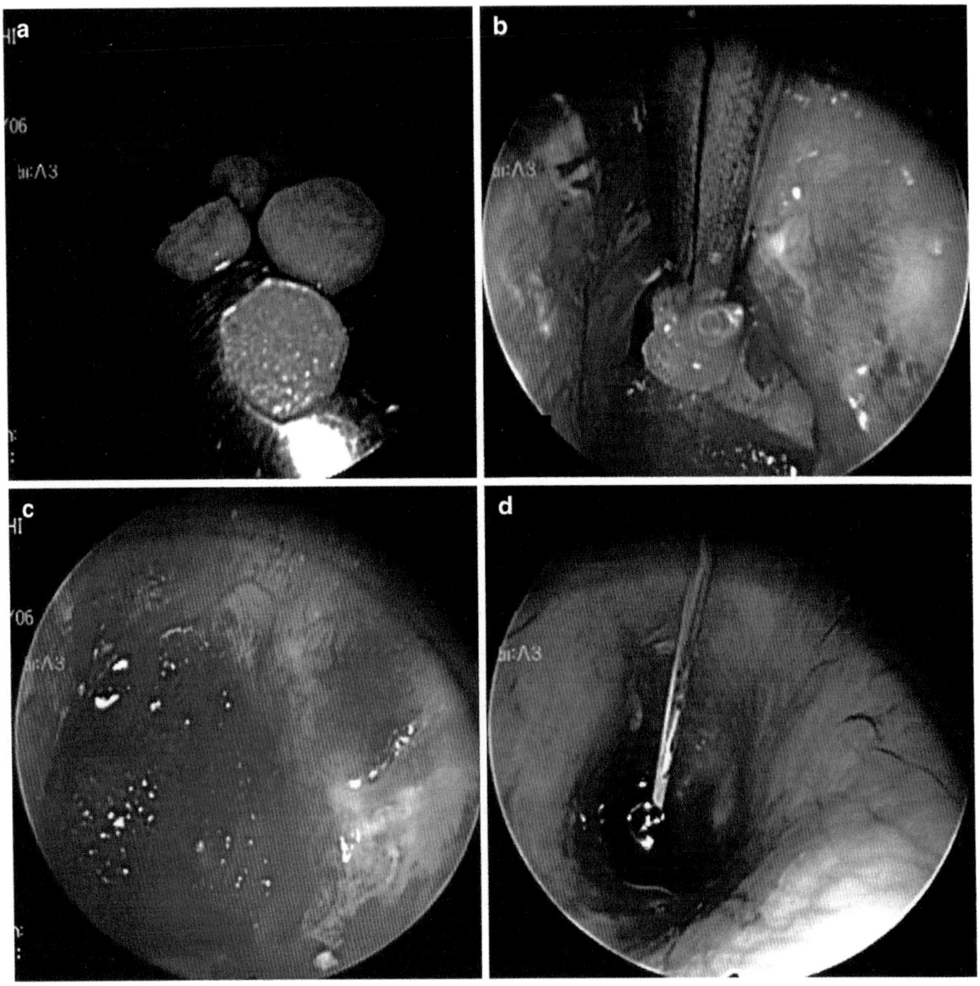

图 11.6　操作过程Ⅱ。（a）修剪好的吸收性明胶海绵浸入 b-FGF。（b,c）吸收性明胶海绵浸入 b-FGF 后放置于鼓膜上，并使其边缘紧贴鼓膜穿孔边缘。（d）纤维蛋白胶滴至海绵

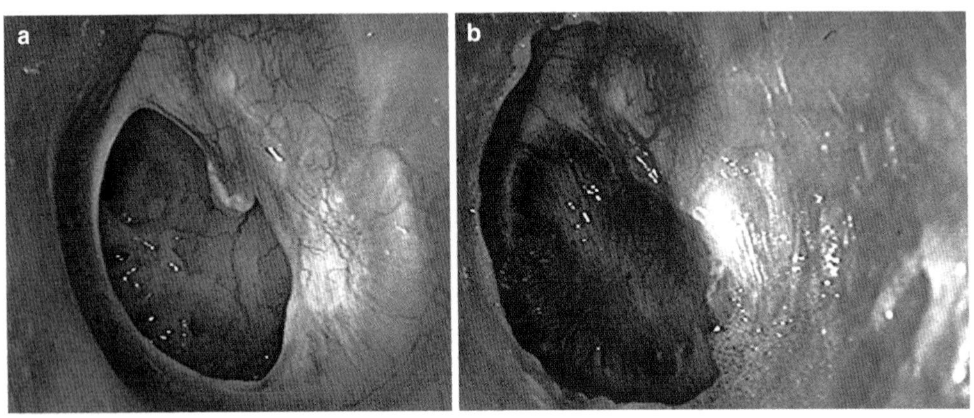

图 11.7　（a）治疗前。（b）治疗后 1 个月

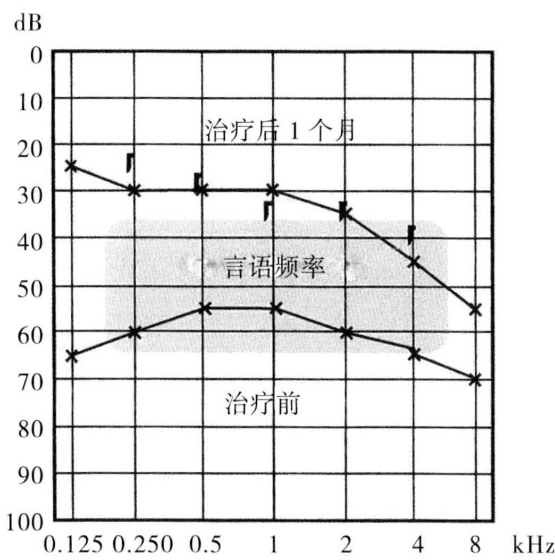

图 11.8　1 例治疗 1 个月后患者的听力图。治疗后 1 个月各频率均无骨气导差

如何生长取决于搭建的支架，而通过组织移植重建的鼓膜形态并不正常。

鼓膜的大部分由 3 层构成：上皮层、纤维层（中间层）及黏膜层。3 层结构的完整性对保持最佳听力水平至关重要。中间层对于提高鼓膜的强度和维持毛细血管至关重要。在这项临床研究中，作者只介绍了组织工程支架的两个组成部分和一个调节因子，因为细胞有望从穿孔的机械破坏边缘内源性供应。更具体地说，穿孔边缘的机械损伤可能是刺激锤骨柄、脐部和鼓环的祖细胞 / 组织干细胞的触发因素 [8]。因此，精确地在穿孔边缘制作出一个新的创口对于鼓膜的完全再生是非常重要的。但是，并不推荐过多地切除鼓环及脐部，因为在此区域有组织干细胞及祖细胞生长。

很多病例通过显微镜难以观察鼓膜穿孔全貌，但是通过内镜较易看清。使用耳内镜可以增加适合进行此项鼓膜穿孔治疗的患者数量。另外，此方法不仅适合此类简单鼓膜穿孔的患者，鼓室腔有病变的患者也可以作为此项治疗的候选对象，因为使用耳内镜可以很容易地看到显微镜难以直视到的鼓室病变。

参考文献

[1] Zdrahala RJ, Zdrahala IJ. In vivo tissue engineering: part I. Concept genesis and guidelines for its realization. J Biomater Appl,1999,14:192–209

[2] Kimura Y, Tsuji W, Yamashiro H, et al. In situ adipogenesis in fat tissue augmented by collagen scaffold with gelatin microspheres containing basic fibroblast growth factor. J Tissue Eng Regen Med,

2010,4:55–61
[3] Richter W. Mesenchymal stem cells and cartilage in situ regeneration. J Intern Med,2009,266:390–405
[4] Kanemaru S, Umeda H, Kitani Y, et al. Regenerative treatment for tympanic membrane perforation. Otol Neurotol,2011,32:1218–1223
[5] Omae K, Kanemaru SI, Nakatani E, et al. Regenerative treatment for tympanic membrane perforation using gelatin sponge with basic fibroblast growth factor. Auris Nasus Larynx,2017,44(6):664–671
[6] Tarabichi M. Transcanal endoscopic management of cholesteatoma. Otol Neurotol,2010,31:580–588
[7] Tarabichi M, Marchioni D, Presutti L, et al. Endoscopic transcanal ear anatomy and dissection. Otolaryngol Clin N Am,2013,46:131–154
[8] Knutsson J, von Unge M, Rask-Andersen H. Localization of progenitor/stem cells in the human tympanic membrane.Audiol Neurootol,2011,16:263

第12章 内镜的三维位移

Yasuomi Kunimoto, Taihei Fujii, Hiroaki Yazama

12.1 引　言

近年来，耳内镜手术（EES）已被耳外科医生广泛采用。与显微镜相比，耳内镜具有很多重要优点，包括：内镜头端的光源以及角度镜的应用，可以提供更宽广的中耳视野。此外，使用耳内镜进行中耳手术可以避免外切口以及乳突骨皮质的磨除[1]。在EES手术过程中，术者单手持耳内镜，另一只手操作手术。然而，维持内镜的稳定性具有一定的难度，尤其是对于缺乏内镜手术经验的术者。这种内镜的不稳定性会导致手术困难，并增加因接触周围重要结构而发生并发症的风险。在手术野相对较宽的其他领域，助手通常用双手握住内镜以保持良好的视野。相比之下，在EES中借助助手来保持内镜的稳定是非常困难的，因为内镜和器械需要通过同一个孔道——外耳道（EAC）。由于术中显示器仅提供二维图像，术者无法判断内镜平行于视觉轴的深度有多远。很少有研究探究手术中手部震颤的影响，而有关手术中内镜移位的研究几乎没有。本研究建立了一种客观测量内镜三维位移的方法，然后测量不同内镜内固定条件下的

Y. Kunimoto (✉) · T. Fujii · H. Yazama
Department of Otolaryngology, Head and Neck Surgery, Faculty of Medicine, Tottori University, Yonago, Japan
e-mail: kunimon@med.tottori-u.ac.jp

S. Kakehata et al. (eds.), *Innovations in Endoscopic Ear Surgery*,
https://doi.org/10.1007/978-981-13-7932-1_12

内镜位移，分析 EES 时内镜内固定的合适程度。

12.2 方 法

为了测量内镜尖端的位移，笔者分析了 10 名从未做过内镜手术的医生的相关数据。根据批准本研究的伦理委员会（Tottori 大学伦理委员会）的要求，本研究获得所有受试者的知情同意。

笔者创建了一个简单的模型，使用一个耳窈器作为 EAC 模型，一个环形夹子作为目标（图 12.1）。将内镜用一块可移动板固定在 EAC 上，上面有一个小孔，里面放着内镜。耳窈镜最小直径为 8mm，内镜长 180mm，直径 4mm。

受试者被要求坐在椅子上，左手稳定地拿着内镜。他们被要求做 3 个不同的动作：①握住内镜，不做任何操作；②伸出右手从助理护士那里接受器械；③用右手操作接收到的器械。在每次运动中，内镜的固定条件发生变化：不固定（对照组）；外耳道内固定内镜（EAC 组）；操笔者肘部固定在桌面上（肘部组）；外耳道内固定和肘部固定（EAC 和肘部组）。

使用三维运动捕捉软件（Dipp-Motion V^{TM}；Ditect，Tokyo，Japan）测量内镜尖端的位移。4 个高速摄像机被放置在模型周围，从不同的方向面对内镜的尖端。为了分析三维位移，将位移分为 3 个相对于视觉轴相互正交的方向：横向（X 轴）；垂直（Y 轴）；平行（Z 轴）（图 12.2）。

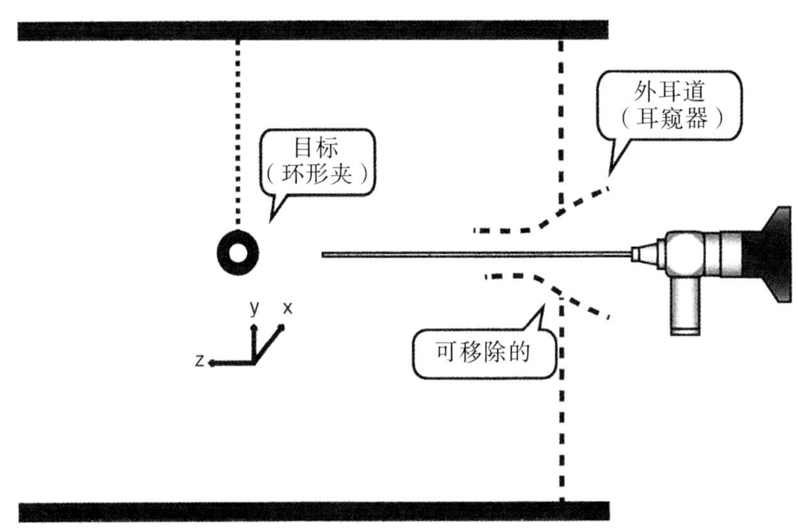

图 12.1 实验系统框图。当内镜未固定在 EAC 时，移除包括内镜在内的可移动板

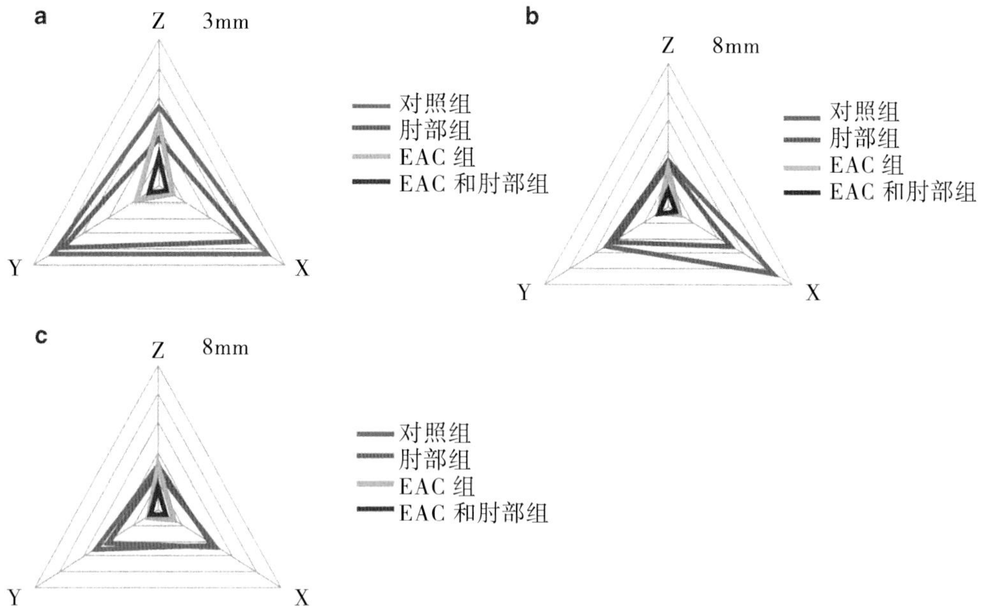

图 12.2　4 组受试者在三轴上最大位移的中位数。（a）手持内镜，不做任何操作。（b）伸出右手接受器械。（c）用右手操纵接收到的器械

终点为各方向位移的最大值。对 4 组（对照组，EAC 组，肘部组，EAC 和肘部组）的结果进行分析和比较。$P<0.05$ 为有统计学意义。

12.3　结　果

图 12.2 显示了 4 组受试者在三轴上最大位移的中位数。

当受试者只是手持内镜时，每个轴上的位移随着固定点数量的增加而减少。Z 轴除了在 EAC 内固定外，还需要用左肘固定以减少移位。

当受试者伸出右手接受器械时，与单纯握住内镜一样，随着固定点的增加，每个轴上的位移都会减少。整体而言，相对于单纯握住内镜，移位更大。采用 t 检验进行分析，结果表明，在 X 轴的位移明显大于在 Y 轴的位移。在 EAC 内固定内镜对 X 轴和 Y 轴的移位非常有效。与不固定相比，要减少 Z 轴方向的移位，需要同时固定 EAC 和左肘。这些结果与单纯手持内镜的结果相似。

当操纵器械时，X 轴和 Y 轴的位移随固定点的数量增加而减小，这和其他运动一样。然而，在 Z 轴上，无论是肘关节固定还是 EAC 固定都不足以提高稳定性，但是与没有固定相比，两种固定的实施均显著改善了稳定性。

12.4 讨 论

使用内镜可以检查显微镜下看不到的中耳区域，大大提高了对中耳疾病的诊治能力。传统的显微镜下耳外科手术由于能够提供三维立体的手术视野，具有无可置疑的优点。内镜技术为了解胆脂瘤的发病机制提供了一种新的手段，对详细描述中耳隐窝有决定性的作用，胆脂瘤在这些中耳隐窝更容易复发[2]。在内镜手术中，在二维显视器上获得清晰的手术视野受到内镜平行于视轴方向的位移的强烈影响。重要的解剖结构，如鼓膜、鼓索神经、听小骨、面神经都位于与视轴平行的方向。这些结构的损伤会引起严重的并发症。控制这个方向的移位对于获得良好的手术视野以及最大限度地提高患者的安全至关重要[3]。

既往的一项研究显示，在显微手术中，双手操作比单手操作导致的震颤明显减少[4]，但是临床上耳科医生基本上是单手操作内镜和手术器械。另一项研究报道了在鼓膜重建手术训练中双手出现手部震颤的学生，在长达 28d 的时间内没有发现明显的改善[5]。Ovari 等量化了同一科室 14 名具有不同程度中耳手术经验的外科医生的手部运动准确性[6]。他们发现，在标记轨迹的平均位移方面，经验丰富的外科医生的定位精度明显优于新手耳外科医生。器械支持和双手器械固定技术显著减少了外科医生的震颤。

虽然有数项研究分析了手部震颤，但没有一项分析了内镜的三维位移。笔者的研究是唯一的 EES 内镜三维位移研究。研究结果表明，内镜应固定在 EAC 上，以避免横向和纵向的位移。类似的研究也报道了腕部支撑能显著降低震颤的幅度[7]。Coulson 指出，外科医生在执行精细操作时，应考虑使用手腕支撑。另一项研究显示，用手指固定手术器械可以减少约 10 倍的震颤[8]。然而，当术者移动右手时，EAC 在平行于视觉轴方向的固定是不够的。右手的运动导致上半身的扭曲，从而导致左手的位移。此外，由于操作者的专注，视野的放大倍数越大，内镜就越接近物体。为了抑制平行于视轴的移位，有必要同时固定 EAC 和肘部。

本研究的一个局限性是 EAC 模型是金属窥器。EAC 与靶体之间的夹角与实际手术不一致。此外，金属窥镜提供的摩擦力比真正的皮肤要小。因此，需要改进模型来验证这些结果。

12.5 结 论

本研究表明，EAC 内固定和肘部固定对于抑制内镜在 EES 中的移位是必要的。这些固定方式不仅有助于获得更好的手术视野，同时能够保证 EES 的手术安全。

参考文献

[1] Kozin ED, Lehmann A, Carter M, et al. Thermal effects of endoscopy in a human temporal bone model: implications for endoscopic ear surgery. Laryngoscope,2014,124(8):332–339.

[2] Panetti G, Cavaliere M, Panetti M, et al. Endoscopic tympanoplasty in the treatment of chronic otitis media: our experience. Acta Otolaryngol, 2017,137(3):225–228.

[3] Migirov L, Shapira Y, Horowitz Z, et al. Exclusive endoscopic ear surgery for acquired cholesteatoma: preliminary results. Otol Neurotol,2011,32(3):433–436.

[4] Murbe D, Huttenbrink KB, Zahnert T, et al. Tremor in otosurgery: influence of physical strain on hand steadiness. Otol Neurotol,2001,22(5):672–677.

[5] Neudert M, Kluge A, Beleites T, et al. Microsurgical skills training with a new tympanoplasty model: learning curve and motivational impact. Otol Neurotol,2012,33(3):364–370.

[6] Ovari A, Nemenyi D, Just T, et al. Positioning accuracy in otosurgery measured with optical tracking. PLOS One, 2016, 11: e0152623. https://doi.org/10.1371/journal. pone.0152623.

[7] Coulson CJ, Slack PS, Ma X. The effect of supporting a surgeon's wrist on their hand tremor. Microsurgery, 2010,30(7):565–568.

[8] Csokay A, Csokay G. Catch fingertip support in microsurgery to reduce the tremor. Orv Hetil,2006,147(40):1921–1922.

第 13 章 内镜治疗粘连性中耳炎

Kunio Mizutari

缩　写

AOM	粘连性中耳炎
CT	计算机断层扫描
EES	耳内镜手术
MRI	磁共振成像
OME	分泌性中耳炎
TEES	经外耳道耳内镜手术

13.1 引　言

鼓室成形术是一种经典的手术方式，不仅可以提高听力，也可以改善中耳生理功能。粘连性中耳炎（AOM）是一种鼓膜粘连于鼓室内壁、伴有中耳通气不良的疾病。由于传统鼓室成形术治疗 AOM 的成功率比治疗其他类型的中耳炎要低[1-3]，这就需要更好的治疗 AOM 的手术方法。虽然有新的外科手术方法被报道，但没有一种被认为是外科治疗 AOM 的标准。

笔者近年来采用经外耳道耳内镜手术（TEES）治疗中耳炎，与传统的显微手术相比，该方法取得了较好的疗效。与显微镜下中耳手术相比，TEES 有许多优点，具有更广的外科视野和高倍的观察范围。特别是在有“死角”的情况下，这些优势使 AOM 手术更容易操作。此外，手术中最棘手的是位于外耳道深部的鼓膜粘连。在 TEES 中使用的经外耳道入路为 AOM 手术提供了最直

K. Mizutari (✉)
Department of Otolaryngology, Head and Neck Surgery, National Defense Medical College, Saitama, Japan
e-mail: tari@mbf.ocn.ne.jp

S. Kakehata et al. (eds.), *Innovations in Endoscopic Ear Surgery*,
https://doi.org/10.1007/978-981-13-7932-1_13

接、最短的路径，是一个很好的选择。本章回顾了中耳炎的病理生理学和诊断，并描述了笔者如何在 AOM 的外科治疗中使用 TEES 的方法。

13.2　AOM 的病理生理学与诊断

虽然 AOM 的确切病理生理机制尚未完全确定，但本病被认为是咽鼓管功能障碍所引起的中耳积液后遗症。AOM 的发病与中耳黏膜功能的严重破坏以及中耳通气密切相关，AOM 多于儿童 OME 后发生。在一些患者中，鼓膜内陷后贴附于鼓室内侧壁鼓岬处，若长期附着，内陷的鼓膜与鼓岬之间的正常黏膜层消失，鼓膜与鼓岬相互粘连。继而粘连区域会扩展到鼓室骨壁和听骨链的所有区域，并伴有进行性传导性听力减退。然而，并不是所有的分泌性中耳炎（OME）病例都会进展为 AOM。虽然对中耳黏膜消失及其引起的粘连的病理机制进行了研究[4]，但确切的机制尚不清楚。

AOM 的分类包括 Sadé分类[5] 和 Erasmus 分类[6]。这些分类虽然存在差异，但中耳粘连面积和结构病变较广的病理改变在分类中均属严重型。较严重的病理改变可导致振动传导结构活动受限，包括鼓膜和听骨链。一般情况下，中耳粘连区域越广，越有必要去除所有粘连上皮。因此，手术的难度更大、术后再粘连率也更高，且听力改善效果越差[4,7]。因此，术前需要进行全面评估，必须告知患者术后听力改善效果和复发率。

与成人患者相比，小儿 AOM 的症状往往较轻，大多数儿童病例的严重程度仅限于 Sadé分级的 2 期或 3 期。成人 AOM 一般较重，常伴鼓膜紧张部胆脂瘤。鼓膜的回缩和粘连波及鼓室窦，并在窦内形成“内陷囊袋”。上皮排泄物堆积形成胆脂瘤。鼓室窦是一个很难用显微镜观察的区域，因为它是一个位于面隐窝后面的盲区。因此，对 AOM 患者鼓室腔的所有区域进行耳内镜检查显得很有必要。

颞骨 CT 在 AOM 的诊断中也非常重要，首先要检查鼓室腔的通气情况，包括鼓室、上鼓室和鼓室窦。咽鼓管鼓室口周围的通气情况对制定手术计划非常重要。颞骨 CT 可明确中耳腔软组织和中耳骨壁受侵蚀情况，诊断中耳胆脂瘤。然而，AOM 患者的鼓室窦也经常可见软组织密度影，这使得仅靠 CT 很难诊断胆脂瘤的存在。在这些病例中，磁共振弥散加权成像对胆脂瘤的诊断非常有用[8–10]。听骨链的状态也可以通过 CT 来确定，这对预测鼓室成形术中是否重建听骨链以及判断术后听力的预后也很重要。在 CT 上也可以观察到乳突的通气情况，AOM 患者的通气一般较差。然而，乳突气化本身的发展与术后听力或鼓膜通气的关系不大。

在AOM患者中，咽鼓管扩张是一种常见的并发症，其发生率与松弛部胆脂瘤相当或更多。这些患者经常用力吸鼻以缓解咽鼓管异常开放所导致的耳部闷堵感，从而引起鼓膜持续内陷。这种内陷继而进展为AOM，使得鼓膜附着于中耳内壁[11]。这类患者的CT通常表现为气化良好的乳突，如果没有纠正吸鼻的习惯，鼓室成形术后经常会出现AOM复发，因为吸鼻会在手术后再次导致鼓膜内陷[12]。因此，这种吸鼻的习惯必须在手术前得到确认和纠正。

13.3 粘连性中耳炎的手术适应证、术前评估与外科基础知识

粘连性中耳炎的手术适应证与其他类型的中耳炎基本一致：①改善传导性听力损失；②控制中耳感染引起的耳流脓；③预防形成胆脂瘤或感音神经性耳聋等并发症。

尽管改善传导性听力损失是鼓室成形术的基本适应证，但对AOM最为困难，因为AOM手术后听力改善不如其他类型的中耳炎[1,2]。尽管存在严重的鼓膜严重粘连和听骨链破坏，但传导性听力损失并不严重，因为内陷的鼓膜与镫骨粘连，类似Wullstein 3型鼓室成形术。因此，AOM术后患者的听力可能会下降。因此，告知患者该病的病理特点和手术必要性，谨慎地安排手术非常重要。严重的AOM常伴随感音神经性听力下降[12]。结果，患者常患混合型耳聋。因为双侧混合型耳聋骨导听阈检测如何进行掩蔽非常困难，必须进行多方面听力测试和音叉试验以精确地评估骨气导差。

与其他类型的中耳炎相比，手术控制AOM流脓非常困难。AOM患者鼓室换气不良通常引起黏膜感染，导致中耳持续流脓。因此，探查感染黏膜，特别是咽鼓管鼓室口处的分布是非常重要的。但笔者认为，即使CT显示乳突腔软组织影，也不应该打开乳突，因为行乳突切开后的AOM重建鼓膜再粘连或内陷的比例更高。

术前的磁共振弥散加权成像对预防胆脂瘤的发展非常必要。特别是鼓室窦、圆窗龛和镫骨足弓是紧张部胆脂瘤发生的高危区域。因此，粘连的鼓膜如果侵犯这些区域，必须行磁共振检查。而且，出现这些病变的AOM常伴随感音神经性听力下降[13]。根据上述原因，当粘连的病变侵犯鼓室窦、圆窗龛和镫骨足弓时，应当考虑手术治疗。

AOM手术的基本理念包括：①完全掀起粘连的鼓膜，鼓室腔无上皮组织残留；②保留鼓室腔正常的黏

膜；③防止重建的鼓膜与鼓室内结构再粘连。不论是显微镜手术还是耳内镜手术，这些理念是一致的。从视野盲区（如鼓室窦、圆窗龛或面隐窝），掀起粘连的鼓膜非常困难，但耳内镜手术处理这些区域具有优势。内镜镜头必须靠近病灶，在高倍视野下完全掀起鼓膜。与显微镜相比，内镜视野也更有利于保留听骨链。而且，显微镜下砧骨背侧和镫骨侧面是显微镜视野的盲区，在内镜下却相对容易被窥及（图 13.1）。保留正常的鼓室黏膜和预防中耳骨质暴露对显微镜和耳内镜手术同样重要。对于 AOM 手术，如果中耳黏膜仅被部分保留，黏膜的保留程度与手术效果密切相关。即使严重的 AOM，也应该尽量保留咽鼓管鼓室口周围的黏膜，这对中耳黏膜的再生是必需的。防止重建的鼓膜与鼓室内结构再粘连有两种方法。一是利用软骨重建鼓膜；二是鼓室腔插入硅胶片或移植入正常黏膜。这些方法虽然在显微镜手术中发展起来，但很容易应用于耳内镜手术。完全开放自咽鼓管鼓室口到鼓室腔的中耳通气通路对完成上述步骤是必需的。近期，一种干细胞培养和移植的方法被建立，一种自体黏膜片移植入中耳黏膜缺损处的创新性手术也被报道[14,15]。这些新方法预计在不远的将来会用于临床。

13.4 耳内镜 AOM 手术的具体步骤

这一章节详细地介绍耳内镜

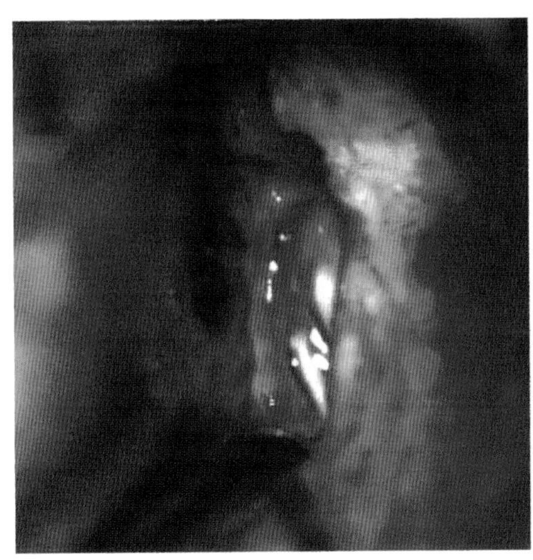

显微镜

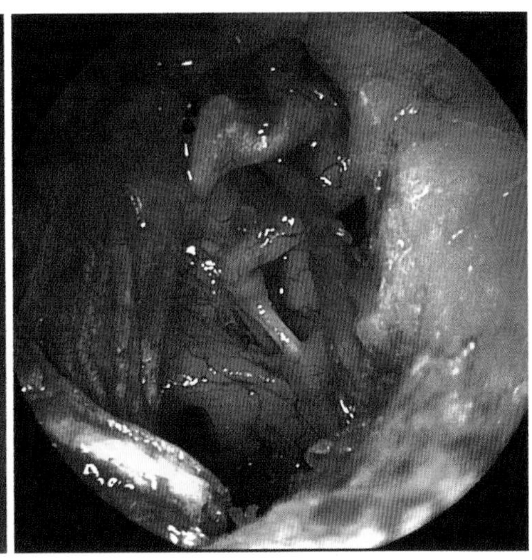

耳内镜

图 13.1 鼓膜掀起后显微镜和内镜下手术视野的比较。与左侧的显微镜视野相比，右侧的内镜视野即使未去除盾板，显然也更容易辨认鼓索神经、圆窗龛、砧骨和镫骨

AOM 手术的具体步骤。首先，利用广角耳内镜观察粘连鼓膜的各个区域。多数 AOM 病例，整个鼓膜内陷回缩。因此，经常观察到似乎所有的鼓膜均粘连。但做瓦尔萨尔瓦动作或全身麻醉一氧化氮通气时，未粘连的鼓膜经常被抬起，特别是在儿童患者。因此，术前和术中明确粘连鼓膜的范围非常重要。如图 13.2 所示的患者中，瓦尔萨尔瓦试验发现粘连病灶仅位于砧骨长脚、镫骨头和部分鼓岬。

距鼓膜缘 5mm 外耳道 9 点至 6 点位置行耳道切口并掀起耳道鼓膜瓣（图 13.3）。当发现内陷上皮侵及鼓窦或鼓室窦，为完全掀起上皮组织必须去除部分骨质和行耳道外切口。最精细的手术步骤为从掀起鼓膜耳道皮瓣过渡到掀起全层鼓膜。内镜手术在此步操作时极具优势。特别在儿童 AOM 患者，粘连的鼓膜通常很薄，一旦出现穿孔，当掀起鼓膜的方向错误时，穿孔将进一步扩大。使用耳内镜手术可以放大分离的范围，特别是当鼓膜内陷入鼓室腔形成锐角、部分鼓膜无法在显微镜下窥及时。而且，AOM 患者鼓索神经也陷入鼓室腔，在显微镜下很难辨识。但内镜的广角视野使得发现和保留鼓室神经更加容易（图 13.4）。

此阶段可以处理鼓室窦。儿童患者鼓室窦通常较浅，但镜头必须离近观察。通过放大的视野仔细确认并掀起上皮以防止其残余。但对成人患者，即使在角度镜下完全掀起上皮也非常困难。当鼓室窦位置深在或伴发紧张部胆脂瘤时，掀起

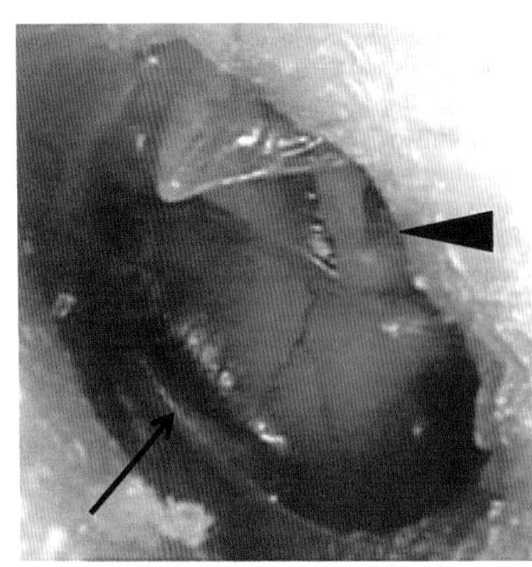

瓦尔萨尔瓦动作前

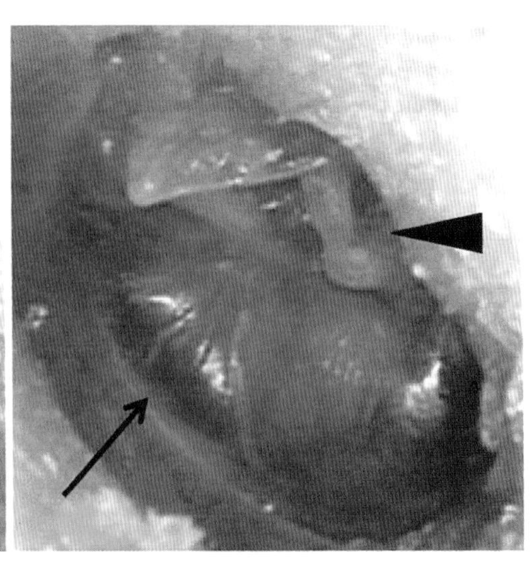

瓦尔萨尔瓦动作后

图 13.2 粘连性中耳炎患者瓦尔萨尔瓦动作前后鼓膜像比较。瓦尔萨尔瓦动作或全身麻醉后的一氧化碳气体注入是判断粘连程度的有用方法。通过瓦尔萨尔瓦动作发现此患者仅砧骨长脚、镫骨头和部分鼓岬出现粘连（短箭头），而鼓膜的前部并未粘连（长箭头）

砧骨和镫骨周围的上皮后可以很容易地观察到病灶。

然后，将鼓膜与粘连的砧骨长脚和镫骨头分离。在这一步使用内镜操作也极具优势。内陷的鼓膜可能与砧骨的背面和镫骨足板粘连。这些病变在显微镜下很难窥及，但内镜的广角视野却可以轻松发现。在这一步，笔者经常使用小的角度钩针掀起鼓膜，而并非使用剥离子（图 13.5）。这样可以更好地保护听骨链并获得较好的术后听力[16,17]。

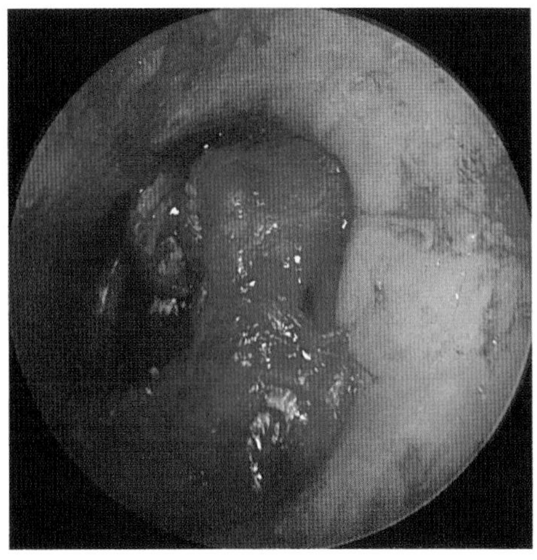

图 13.3 掀起左侧耳道鼓膜瓣后的耳内镜图像。切口位于外耳道 9 点至 6 点位置、耳道 3/4 处。广泛而清楚地掀起耳道皮瓣使得术野清晰

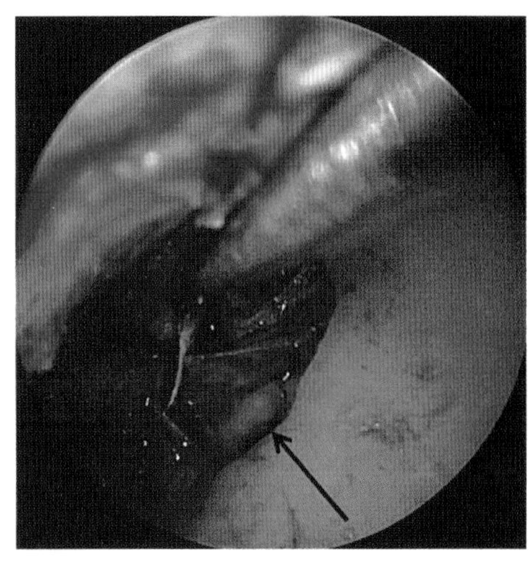

图 13.4 鼓索神经位于粘连的鼓膜下方。即使鼓索神经陷入鼓室腔内侧，甚至鼓膜严重内陷，耳内镜的广角视野有助于轻松地辨识并保留神经（箭头）

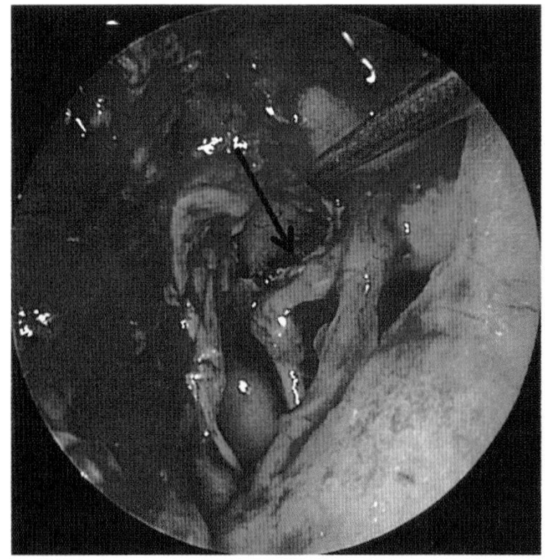

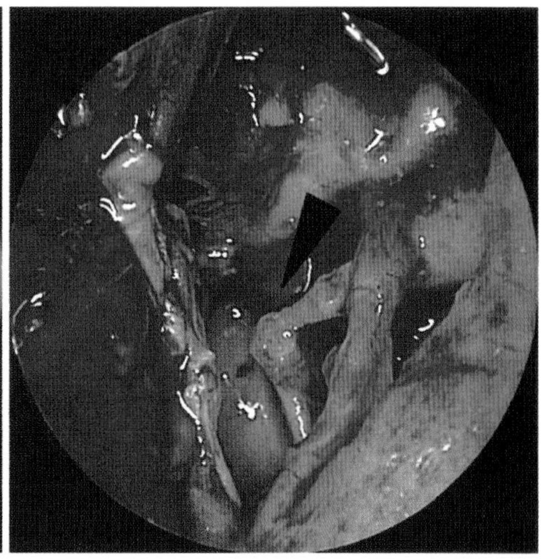

图 13.5 掀起鼓膜时保留听骨链. 内陷的鼓膜与砧骨内侧面粘连（长箭头）。在内镜清晰的术野下利用带角度的小钩针将粘连的上皮从砧骨上分离（小箭头）

综上所述，内镜的广角优势可以提高听骨链的保存率。

下一步，从鼓岬掀起粘连的鼓膜。此步最重要的就是要保留鼓岬的正常黏膜以防止再粘连。在内镜的放大视野下观察鼓膜与鼓室黏膜的界限，利用剥离子或小钩针仔细分离。多数患者，咽鼓管鼓室口的黏膜是完整的（图 13.6），因此，当操作到咽鼓管周围时，从下鼓室掀起鼓膜相对容易。

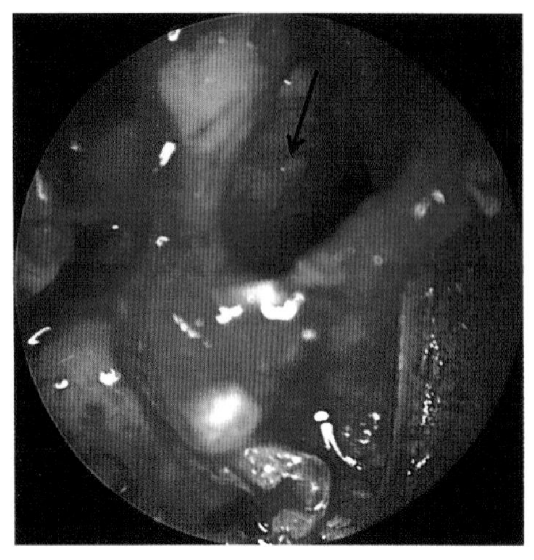

图 13.6 咽鼓管鼓室口附近的黏膜未受损。即使粘连严重，多数患者咽鼓管鼓室口附近的黏膜并未受损。此患者尽管粘连严重，但咽鼓管鼓室口附近的黏膜是正常的

接着观察并显露上鼓室区域。如果松弛部确实有内陷囊袋产生，操作步骤等同于胆脂瘤手术：磨除盾板并整块掀起内陷上皮。既然是胆脂瘤手术，必须探查从咽鼓管鼓室口到前上鼓室的通气路径，因为此路径对恢复鼓室的再通气非常重要。

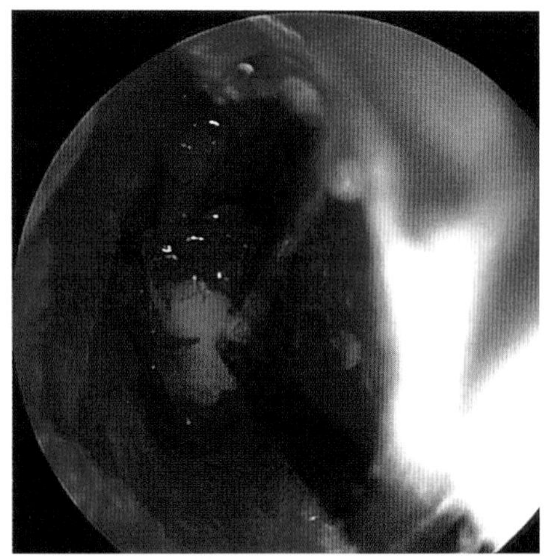

图 13.7 利用岛状软骨技术植入软骨。为保证植入软骨下方的通气空间，必须使用内植法小心地插入软骨

掀起整个粘连鼓膜后需要重建鼓膜及防止其再粘连。如果鼓室内残余可疑的鼓膜上皮，应该分期手术，并在鼓室内放置硅胶片防止再粘连。硅胶片至少放置 6 个月，待鼓室黏膜完全再生后再行二期手术。但是，筋膜、软骨膜和软骨可以用于一期鼓膜重建手术。近来，薄片软骨不但用于粘连性中耳炎的重建，也用于其他类型的中耳炎[18,19]。岛状软骨和软骨栅移植技术都可用于软骨鼓室成形术，均是有用的重建方法（图 13.7），目的是维持内植软骨下方的通气空间。

致谢：衷心感谢Katsuki Niwa医生、Takaomi Kurioka医生和Saki Takihata医生的帮助。

参考文献

[1] Tos M. Tympanoplasty in chronic adhesive otitis media. Acta Otolaryngol,1972,73(1):53–60.

[2] Larem A, Haidar H, Alsaadi A, et al. Tympanoplastyin adhesive otitis media: a descriptive study. Laryngoscope,2016,126(12):2804–2810. https://doi.org/10.1002/lary.25987.

[3] Kojima H. Diagnosis and treatment of adhesive otitis media. Nihon Jibiinkoka Gakkai Kaiho,2011,114(7):632–635.

[4] Tos M, Stangerup SE, Larsen P. Dynamics of eardrum changes following secretory otitis. A prospective study. Arch Otolaryngol Head Neck Surg,1987,113(4):380–385.

[5] Sade J, Berco E. Atelectasis and secretory otitis media.Ann Otol Rhinol Laryngol,1976,85(2 Suppl):66–72. https://doi.org/10.1177/00034894760850S214.

[6] Borgstein J, Gerritsma TV, Wieringa MH, et al. The Erasmus atelectasis classification: proposal of a new classification for atelectasis of the middle ear in children. Laryngoscope,2007,117(7):1255–1259. https://doi.org/10.1097/MLG.0b013e31805d0160.

[7] Merchant SN, McKenna MJ, Rosowski JJ. Current status and future challenges of tympanoplasty. Eur Arch Otorhinolaryngol, 1998,255(5):221–228.

[8] Watanabe T, Ito T, Furukawa T, et al. The efficacy of color mapped fusion images in the diagnosis and treatment of cholesteatoma using transcanal endoscopic ear surgery. Otol Neurotol,2015,36(5):763–768.

[9] Watanabe T, Ito T, Furukawa T, et al. The efficacy of color-mapped diffusion-weighted images combined with CT in the diagnosis and treatment of cholesteatoma using transcanal endoscopic ear surgery. Otol Neurotol,2015,36(10):1663–1668. https://doi.org/10.1097/MAO.0000000000000878.

[10] Kanoto M, Sugai Y, Hosoya T, et al. Detectability and anatomical correlation of middle ear cholesteatoma using fused thin slice non-echo planar imaging diffusion-weighted image and magnetic resonance cisternography (FTS-nEPID). Magn Reson Imaging,2015,33(10):1253–1257. https://doi.org/10.1016/j.mri.2015.08.007.

[11] Sato K, Kawana M, Yamamoto Y, et al. Evaluation of mastoid air cell system by three-dimensional reconstruction using sagittal tomography of the temporal bone. Auris Nasus Larynx,1997,24(1):47–51. https://doi.org/10.1016/S0385-8146(96)00004-1.

[12] Miura M, Takahashi H, Honjo I, et al. Influence of the gas exchange function through the middle ear mucosa on the development of sniff-induced middle ear diseases. Laryngoscope,1998,108(5):683–686. https://doi.org/10.1097/00005537-199805000-00011.

[13] Dommerby H, Tos M. Sensorineural hearing loss in chronic adhesive otitis. Arch Otolaryngol Head Neck Surg,1986,112(6):628–634.

[14] Yaguchi Y, Murakami D, Yamato M, et al. Middle ear mucosal regeneration with three-dimensionally tissue-engineered autologous middle ear cell sheets in rabbit model. J Tissue Eng Regen Med,2016,10(3):E188–194.

https://doi.org/10.1002/term.1790.
[15] Yamamoto K, Yamato M, Morino T, et al. Middle ear mucosal regeneration by tissue-engineered cell sheet transplantation. NPJ Regen Med,2017,2(1):1–11.https://doi.org/10.1038/s41536-017-0010-7.
[16] Marchioni D, Alicandri-Ciufelli M, Molteni G, et al. Ossicular chain preservation after exclusive endoscopic transcanal tympanoplasty: preliminary experience.Otol Neurotol,2011,32(4):626–631. https://doi.org/10.1097/MAO.0b013e3182171007.
[17] Obholzer R, Ahmed J, Warburton F, et al. Hearing and ossicular chain preservation in cholesteatoma surgery. J Laryngol Otol,2011,125(2):147–152. https://doi.org/10.1017/S0022215110002021.
[18] Dornhoffer J. Cartilage tympanoplasty: indications, techniques, and outcomes in a 1,000-patient series.Laryngoscope,2003,113(11):1844–1856.
[19] Ichimura K, Ishikawa K, Nakamura K, et al. Cartilage palisade tympanoplasty for adhesive otitis media. Nihon Jibiinkoka Gakkai Kaiho, 2009,112(6):474–479.